临床诊疗指南

消化系统疾病分册

中华医学会　编著

人民卫生出版社

图书在版编目(CIP)数据

临床诊疗指南·消化系统疾病分册/中华医学会编著.
—北京：人民卫生出版社,2004.11
ISBN 978-7-117-06445-3

Ⅰ.临… Ⅱ.中… Ⅲ.①临床医学-指南②消化系
统疾病-诊疗-指南③肝疾病-诊疗-指南 Ⅳ.R4-62

中国版本图书馆 CIP 数据核字(2004)第 098047 号

人卫智网	www.ipmph.com	医学教育、学术、考试、健康，
		购书智慧智能综合服务平台
人卫官网	www.pmph.com	人卫官方资讯发布平台

策划编辑　杜　贤　姚　冰
　　　　　　周春桃　刘　盛
责任编辑　刘　盛
封面设计　郭　淼
版式设计　何美玲
责任校对　常淑玉

临 床 诊 疗 指 南
消化系统疾病分册

编　　著：中华医学会
出版发行：人民卫生出版社（中继线 010-59780011）
地　　址：北京市朝阳区潘家园南里 19 号
邮　　编：100021
E - mail：pmph @ pmph.com
购书热线：010-67605754　010-65264830
　　　　　010-59787586　010-59787592
印　　刷：三河市宏达印刷有限公司
经　　销：新华书店
开　　本：787×1092　1/16　印张：10.75
字　　数：177 千字
版　　次：2005 年 6 月第 1 版　2025 年 1 月第 1 版第 15 次印刷
标准书号：ISBN 978-7-117-06445-3/R·6446
定　　价：19.00 元

内 容 提 要

　　本书系国家卫生部委托中华医学会组织全国著名专家集体编写的权威性诊疗指南。全书分为胃肠道胆胰病部分和肝病部分，分别对消化系统各个器官疾病的临床表现、诊断、治疗等各个方面进行了全面的阐述。本书内容科学实用，对规范消化内科的临床工作有很强的指导意义。本书适用于消化内科专科医师和医疗行政管理人员使用。

序

在卫生部的领导和财政部的支持下，由中华医学会、中华口腔医学会、中华护理学会组织 50 多个专科分会的近千名医学专家编写的《临床诊疗指南》问世了。作为一名卫生管理工作者和医务工作者，我感到由衷的高兴，并热烈祝贺我国《临床诊疗指南》的出版。

随着医学科学技术的飞速发展和人民群众对医疗卫生工作要求的不断提高，无论是卫生管理部门还是广大临床医务人员，都希望能有一部全国权威性的学术著作，指导和规范临床医务工作者的诊断，治疗和护理行为，使各级医疗机构的医务人员在日常医疗、护理工作中有章可循。《临床诊疗指南》第一版的出版，是我国临床医学发展史上的重要里程碑。

中华医学会人才荟萃，汇集了我国卫生界的医学专家和学术权威。多年来，中华医学会在开展学术交流、引导和推动学术发展、培养医学人才方面发挥了积极而重要的作用。由中华医学会牵头组织的数千名来自全国各地的专家中有老一辈的医学专家，有担当医疗、教学、科研重任的医学骨干，也有近年来崭露头角的后起之秀。他们集中了我国医学界老、中、青医务人员的智慧，汇集了广大临床医学工作者的宝贵经验。专家们的广泛参与和认真讨论，保证了《临床诊疗指南》的代表性和可操作性。《临床诊疗指南》的编写，可谓是一项浩大的工程。借此机会，我代表卫生部对中华医学会、中华口腔医学会、中华护理学会以及各位专家为编写《临床诊疗指南》付出的心血和努力表示衷心的感谢！

《临床诊疗指南》的出版必将极大地推进我国医疗工作科学化、规范化、法制化的进程。卫生部要求我国广大医务工作者在临床实践中认真学习、领会、应用《指南》，为人民群众提供更高质量的临床医疗服务。

《临床诊疗指南》作为洋洋数千万字的医学巨著，第一版的问世难免存在不足之处。希望广大医务人员和医疗卫生管理工作者在医疗服务的实践过程中，及时向中华医学会、中华口腔医学会和中华护理学会反映《指南》中存在的不足。随着医学科学技术的发展，我们将对《指南》不断修订再版，使其日臻完善。

2004 年 9 月

序

在国家卫生部的重视和领导下，中华医学会组织编写的《临床诊疗指南》出版了。这是继《临床技术操作规范》出版后，我国医疗卫生管理界的又一项开创性的出版工程。这部旨在指导全国广大医务工作者临床诊疗行为的巨著的成功出版，是全国军地医疗卫生界数千名专家教授精诚合作的成果。我谨代表全军广大卫生人员，向为本书编写和出版工作付出辛勤劳动的军地医学专家、中华医学会和人民卫生出版社，致以崇高的敬意和衷心的感谢！

出版与《临床技术操作规范》相配套的《临床诊疗指南》，是加强军队医院科学化管理、保证正常医疗秩序、提高医疗工作质量的前提。随着我国社会主义市场经济的迅猛发展，信息技术、生物技术和其他高新技术在各领域的广泛应用，临床诊疗新理论、新技术、新方法不断涌现，医学学科之间、医学学科与人文社会学科之间也广泛相互渗透、影响，形成了一大批引人注目的医学新学科。同时，人口的老龄化、疾病谱的变化、全民卫生保健意识的不断增强，对广大医务工作者的临床诊疗技术和执业能力提出了更高的要求。学习新理论，掌握新技术，不断提高诊治水平，是军地广大医务人员所面临的共同任务，更是提高我国医疗事业整体水平的紧迫需要。

中华医学会组织编写的这部《临床诊疗指南》，全面、系统地介绍了医学科学的最新进展，既有科学可靠的临床诊断标准，又有优化先进的临床治疗方案，充分体现了科学性、先进性、权威性的有机统一，这部巨著的出版，对于加强军队医院科学化管理，保证正常医疗秩序，提高医疗工作质量，确保医疗安全，都具有重要的指导意义。我希望，军队各级医疗机构以及全体医疗工作者，在严格执行《临床技术操作规范》的同时，重视抓好《临床诊疗指南》的学习和使用。以一流的业务技术，一流的医疗质量，一流的服务水平，为广大患者提供更优质的服务，为繁荣我国军地卫生事业，不断做出更大的贡献。

总后卫生部部长

2004 年 10 月

前　　言

《临床诊疗指南》是由国家财政部支持、卫生部领导、中华医学会组织编写的指导全国临床医务人员诊断治疗行为的第一部医学学术巨著。

现代临床医疗工作随着信息技术、生物技术和其他高新技术的发展和应用，临床新技术不断涌现，各相关学科的专业分化和交叉更加明显，对疾病的预防、诊断、治疗和转归、康复的认识更加深入，推动着临床医疗事业日新月异的向前发展。尤其是近年发展起来的循证医学采用信息技术，经过大样本的分析研究，在取得充分可靠证据的基础上，提出科学可靠的诊疗方案，实现优化的临床诊断治疗。人类疾病纷繁复杂，病人的病情千变万化，探求疾病预防、诊断、治疗、转归、康复的规律，是对广大医务人员的挑战，更是面临着新的发展机遇。

随着我国社会主义市场经济和社会事业的协调发展，人民生活水平的不断提高，对医疗服务的质量和水平提出了愈来愈高的要求。医务人员必须具备全面的医学理论知识、熟练的医疗技术操作能力、丰富的临床实践经验和良好的医德；要不断更新知识和技术，提高临床诊断治疗水平才能胜任临床医疗工作；要在医疗过程中对每一个病人进行连续、严密的观察，及时准确地做出分析、判断和处理，提供规范化服务。

为了满足广大医务人员学习提高业务水平的需要，对医务人员临床诊断、治疗工作进行具体的指导，使诊疗行为有章可循、有据可依，以有利于提高医务人员的综合素质，提高医疗服务的质量，有利于加强医疗工作的管理，有利于提高人民群众的健康水平，制定符合我国国情的临床诊断治疗指南，成为我国医疗事业发展过程中的一件大事。正是基于这样的考虑，在国家财政部的支持下，卫生部委托中华医学会组织专家编写了《临床诊疗指南》。

自2001年开始，《临床诊疗指南》在卫生部的领导下，中华医学会牵头组织了中华口腔医学会和临床专业密切相关的56个专科分会，由数千名专家教授历经4年编写而成。《临床诊疗指南》内容丰富翔实，具有科学性、权威性、先进性、指导性的鲜明特点，供全国各级医疗机构及其医疗专业人员在临床医疗工作中参照使用。大家在实践中如发现有什么问题或意见和建议，希望能及时反馈给中华医学会，以便再版时进行修订。

《临床诊疗指南》按学科以分册的形式将陆续出版发行。

中华医学会

2004 年 9 月

前　言

　　《临床诊疗指南·消化系统疾病分册》是在卫生部领导和中华医学会指导下,委托中华医学会消化病学分会和肝脏病学分会组织我国有关专家编写的。

　　科学地规范临床诊疗技术是提高整体医疗水平十分重要的工作。但真正要在全国医务界统一临床诊疗技术不是一件易事,因为过去还缺少一本比较公认的诊疗常规手册。编写《临床诊疗指南》的目的在于指导诊疗行为,切实保障广大群众的健康,提高医疗质量。

　　本书以科学性、实用性、规范性为指导,供各级医疗机构医师在日常诊疗工作中使用。在《临床诊疗指南·消化系统疾病分册》编写过程中,虽然尽力做到既体现医疗技术水平,又顾及各级医疗机构的不同现状,但本书可能还存在不少问题,希望广大医务工作者在日常诊疗工作中认真总结经验,提出改进意见,使本书更臻完善。有关急慢性病毒性肝炎的内容,由于已编入传染病学中,本书不再赘述。

中华医学会消化病学分会　　　中华医学会肝脏病学分会
名誉主任委员　　　　　　　　主任委员

临床诊疗指南

领导小组名单

组　长　王陇德

副组长　朱庆生　佘　靖　黄洁夫　马晓伟　白书忠

　　　　傅　征　宗淑杰

成　员　杨　镜　曹泽毅　刘海林　肖梓仁　胡亚美

　　　　郭应禄　王忠诚　王澍寰　汤钊猷　巴德年

　　　　吴孟超　吴咸中　陈可冀　陆道培　史轶蘩

　　　　朱晓东　顾玉东　韩济生　陈洪铎　高润霖

　　　　王正国　庄　辉　张震康　吴明江　王海燕

　　　　李超林　钟南山　刘彤华　王春生　赵书贵

领导小组办公室

主　任　王　羽　赵书贵

副主任　张宗久　佟维训　赵明钢

临床诊疗指南

编辑委员会名单

临床诊疗指南·消化系统疾病分册

胃肠道胆胰病部分编委名单

主编	萧树东	教授	上海第二医科大学附属仁济医院
	林三仁	教授	北京大学第三医院
编委	王家骢	教授	华中科技大学同济医学院附属同济医院
	王崇文	教授	江西医学院第一附属医院
	李世荣	教授	北京军区总医院
	许国铭	教授	第二军医大学长海医院
	刘厚钰	教授	复旦大学中山医院
	房殿春	教授	第三军医大学西南医院
	欧阳钦	教授	四川大学华西医院
	胡伏莲	教授	北京大学第一医院
	姚宏昌	教授	天津第一中心医院
	姚希贤	教授	河北医科大学第二医院
	姜若兰	教授	中国医科大学附属第一学院
	胡品津	教授	中山大学附属第一医院
	胡家露	教授	第四军医大学西京医院
	钱家鸣	教授	北京协和医院
	程留芳	教授	解放军总医院
主审	朱无难	教授	复旦大学中山医院

临床诊疗指南·消化系统疾病分册

肝病部分编委名单

主　编　　庄　辉　　　院士　　　　北京大学医学部
　　　　　王宝恩　　　教授　　　　北京友谊医院

编　委（按姓氏拼音排列）：

　　　　　陈成伟　　　教授　　　　上海南京军区肝病中心
　　　　　陈菊梅　　　教授　　　　北京解放军 302 医院
　　　　　皇甫玉珊　　教授　　　　北京解放军 302 医院
　　　　　贾继东　　　教授　　　　北京友谊医院
　　　　　梁扩寰　　　教授　　　　华中科技大学同济医学院附属同济医院
　　　　　刘德恭　　　教授　　　　北京佑安医院
　　　　　邱德凯　　　教授　　　　上海第二医科大学附属仁济医院
　　　　　芮静安　　　教授　　　　北京协和医院
　　　　　汪俊韬　　　教授　　　　北京佑安医院
　　　　　汪忠镐　　　教授　　　　浙江大学医学院附属第一医院
　　　　　王勤环　　　教授　　　　北京大学第一临床医院
　　　　　曾民德　　　教授　　　　上海第二医科大学附属仁济医院
　　　　　张玲霞　　　教授　　　　北京解放军 302 医院

参加编写者：

　　　　　傅青春　　　主任医师　　上海南京军区肝病中心
　　　　　茅益民　　　主治医师　　上海第二医科大学附属仁济医院
　　　　　陆伦根　　　副教授　　　上海第二医科大学附属仁济医院
　　　　　马　雄　　　副教授　　　上海第二医科大学附属仁济医院
　　　　　曲　强　　　副主任医师　北京协和医院
　　　　　苏海滨　　　主治医师　　北京解放军 302 医院
　　　　　王慧芬　　　教授　　　　北京解放军 302 医院

目　　录

上篇　胃肠道胆胰疾病

下篇　肝　脏　疾　病

上篇

胃肠道胆胰疾病

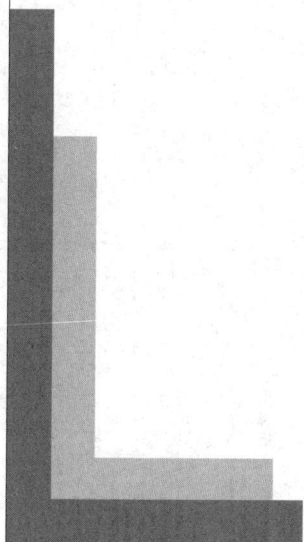

第一章　消化道出血

第一节　上消化道出血

【概述】

上消化道出血是指屈氏韧带以上部位的消化道,包括食管、胃、十二指肠、胆道和胰腺的出血。在我国普通人群中,上消化道出血最常见的原因以消化性溃疡占首位,其次为门静脉高压食管胃静脉曲张、急性胃黏膜病变和肿瘤等。非甾体类抗炎药物引起胃出血已日见增多。上消化道出血病因和出血部位的诊断,依靠病史和体检对确定出血部位和病因是困难的。近年来如内镜检查、选择性腹腔动脉造影对多数上消化道出血既可以准确确定出血部位,同时又可以进行某些治疗。

【临床表现】

1. 上消化道出血在临床上可分为三类:①慢性隐性出血:肉眼不能观察到便血,仅用化验方法证实粪便潜血阳性;②慢性显性出血:肉眼能观察到呕血,解柏油样便,临床上无循环障碍;③急性大出血:有呕血,鲜红或暗红色,便血伴循环障碍和重度贫血,可伴低血压或休克症状,需紧急处理。

2. 出血量的估计:出血量达 60～100ml 时,可出现柏油样黑便,出血量不超过 400ml 时,机体可以代偿,无临床症状。出血量超过 500ml,可出现症状,中等量失血(占全身血容量 15% 左右)约 700ml 时,可引起头晕、无力、站立性晕厥、口渴、四肢冷、血压偏低、贫血。大量出血(达全身血容量的 30%～50%)约 1500～2500ml,即可产生休克,患者烦躁不安或神志不清、面色苍白、四肢湿冷、血压下降、脉速弱、呼吸困难,如不积极救治可导致死亡。

【诊断要点】

1. 确定上消化道出血前,必须排除口腔、牙龈、鼻咽部等部位出血,注意局部检查,有无出血痕迹和损伤;排除咯血,大量咯血时,可吞咽入消化道,引起呕血或黑便。上腹痛加上呕血或解柏油样便的病史,有助于消化性溃疡的诊断。近期服用非甾体类抗炎药或饮酒,揭示出血性胃炎的可能性,先有剧烈呕吐后再呕血,要考虑贲门黏膜撕裂症。下腹疼痛,排便习惯改变伴血便,提示结肠癌的可能。老年吸烟者突然发生急性腹痛并出血,提示结肠缺血性肠炎。体格检查可对诊断提供帮助。慢性病容、蜘蛛痣、脾大,提示食管胃底静脉曲张出血。皮肤毛细血管扩张,提示有遗传性出血性毛细血管扩张。

(1)粪便潜血试验简易有效,在无症状的早期消化道肿瘤的诊断中很有价值。

(2)入院时应作血常规、血清丙氨酸氨基转移酶、胆红素、白蛋白/球蛋白、凝血三项检查,配血型及交叉试验备血。

(3)纤维或电子胃镜检查:对消化道出血的诊断既安全又可靠,能及时发现急性浅表性病变。只要患者情况允许,检查时机越早越好,24h内检查诊断率高于24～48h内镜检查者,及早明确诊断亦有利于治疗,有休克者须在纠正休克后进行。为明确上消化道出血的原因,内镜检查要从食管上段至十二指肠降部都全面细致观察,积血的部位和颜色有助于出血部位的判断。活动性出血指病灶有新鲜渗血或滴血,近期出血时可见病灶的基底呈棕褐色,附着血块或血痂,黏膜上有出血斑点,或见到裸露血管。此外,出血性溃疡往往无苔,与贫血时苍白的胃黏膜相比无明显差异,观察时要注意黏膜的完整性和寻找出血灶。

(4)选择性腹腔动脉造影:对出血量大而消化道内镜检查阴性者有帮助。在出血速度超过200ml/h或0.5ml/min以上时,可见血管造影剂有外渗,即可作为术前定位诊断,并可灌注垂体后叶素或经导管栓塞出血血管,以治疗出血。

(5)放射性核素扫描:主要应用^{99m}Tc标记红细胞进行腹部显像。消化道出血时,标记红细胞可以从出血病灶的破损血管渗出,此时在相应部位就可见到异常放射性聚集。方法简单,且无损伤性。

(6)其他:小肠出血如肿瘤、炎症等病变,可用胶囊内镜;止血后做小肠钡灌或小肠镜检查确定病变的性质。

【治疗】

1. 一般护理:去枕平卧或低枕平卧,大出血时可吸氧,呕血量大时注意避免血块阻塞呼吸道。

2. 补充血容量,纠正出血性休克,可用平衡盐液、血浆代用品和全血,避免单纯依靠应用升压药来维持血压。输血指征:①血红蛋白<70g/L;②收缩压低于12kPa(90mmHg);③脉搏120次/min以上。对老年患者要适当放宽,有高血压者要根据基础血压灵活掌握,并应密切观察血压、脉搏、心率、末梢循环的情况及尿量等,直到休克得到纠正。

3. 饮食:食管胃底静脉曲张出血患者应禁食2～3d,消化性溃疡病患者呕血停止后,宜进食偏凉流汁,并逐渐改为半流质或软食。

4. 口服止血药局部止血

（1）凝血酶：500～1 000u 溶于生理盐水或凉牛奶 50～100ml 口服，每 6 h 1 次。凝血酶能直接作用于纤维蛋白原，变为不溶性纤维蛋白而促进血液凝固。

（2）孟氏液：10％～20％孟氏液每次 30～40ml，口服或经胃管注入，服后立即用 4％碳酸氢钠溶液漱口，保护口腔黏膜，患者可出现强烈恶心、呕吐及腹痛，剂量不宜过大，目前已较少采用。

5. 全身止血药物应用及控制胃液酸度

（1）H_2 受体阻滞剂：①西咪替丁 400mg 静滴，8～12 h 1 次，病情好转后改口服。对老年人，肝肾功能不全者应注意其副作用；②雷尼替丁 100mg 静滴，12 h 1 次；③法莫替丁 20mg 静滴，12 h 1 次，3～5d 改口服。

（2）质子泵抑制剂：奥美拉唑 40mg 静脉滴注，每 8～12 h 1 次，3～4d，可有效抑制胃酸分泌，有利于血小板的聚集及出血部位凝血块的形成。

（3）立止血：是腹蛇毒中分离精制得到的酶性止血药，每 12 h 1u 静脉滴注，一般用 3～4d。

（4）维生素 K_1：10～20mg 静滴，每 12 h 1 次。

6. 非食管静脉曲张出血内镜局部止血法

（1）局部喷洒止血药物：方法简单易行，药物有去甲肾上腺素、凝血酶、10％～20％孟氏液、纤维蛋白粘合剂喷洒治疗等，可收到一定效果。

（2）药物注射疗法：对黏膜出血及小血管出血均有效，注射药物可用无水酒精、1∶10 000 肾上腺素高渗盐水混合液。亦可用肾上腺素联合 1％乙氧硬化醇注射和肾上腺素联合酒精注射治疗。

（3）高频电凝止血：现有单极、双极、多极电凝等数种，电凝止血主要适用于内镜检查中能看到裸露血管的出血性溃疡，不适合胃癌及糜烂渗血。

（4）血管夹：内镜使用金属止血夹是即刻止血的一项新方法，仅限用于较大的肉眼可见的血管出血。

（5）激光光凝止血：目前常用于止血的激光有 Nd：YAG 激光。其止血机制是活体组织被激光照射后，光能被吸收而转为热能，产生高温，使水分汽化，导致血液和组织内蛋白凝固，小血管收缩、闭合，或在小血管内形成血栓，达到止血的目的。

（6）微波止血法：微波是电磁波，通过急速的电场变化使组织中所含有的水分子旋转运动，从而使组织自己发热，达到止血目的。

以上方法要根据本单位条件和患者的具体情况选用。

7. 食管胃底静脉曲张出血的非手术治疗

（1）降低门脉高压的药物治疗：药物降低门脉压的机制不外乎减少门静脉血流和（或）降低门静脉循环阻力。

①血管加压素:目前国内常用的为垂体后叶素,能降低食管曲张静脉血流及压力,但再发出血率高,并有严重的心、脑血流动力学副作用,用硝酸甘油可减轻副作用。用法:垂体后叶素 40u,加入 5%葡萄糖液 250～500ml,以 0.2～0.4u/min 速度静滴,持续 12～24h,如出血渐控制,24h 后剂量减半。

②Terlipression:是一种合成的血管加压素,其治疗效果较血管加压素好,且副作用少。

③生长抑素(somatostatin):施他宁和其长效衍生物善宁(octreotide)能减少内脏血流,使曲张静脉内压力显著下降,而不引起全身血流的变化,故其血流动力学副作用几乎没有。随机研究发现其与血管加压素同样有效。用法:施他宁 250μg 静脉缓慢注入后,以 250μg/h 的速度维持静滴 3～4d。善宁 50μg 静注,然后以 25～50μg/h 维持静滴 3～4d。

④β受体阻滞剂:作为硬化治疗的辅助治疗,可预防曲张静脉的再出血。长效有机硝酸盐 5-单硝酸异山梨醇作为硬化治疗的辅助治疗,可降低食管静脉曲张的再出血率。

(2)气囊压迫:双囊三腔管压迫止血是静脉曲张出血的暂时性治疗方法。目前在基层医院仍为一重要方法,该方法有一定风险和并发症。方法:胃囊内注气250～300ml,食管囊注气 100～150ml,胃囊压力维持在 5.3kPa(40mmHg),悬滑轮以重约 500g 的水瓶牵引加压,每日需测囊内压力,12h 放气 30min,放置24～48h,出血停止后可放气,但不拔管,作为给药及灌流质用,待情况稳定再拔管。

(3)内镜下介入治疗

①食管曲张静脉硬化剂治疗(EVS):经前瞻性对照研究,其肯定是食管静脉曲张出血的有效治疗方法,急诊止血率达 65%～96%,重复治疗、复发出血明显减少,提高了患者生存率。并发症有近期注射点溃疡或糜烂再发出血、食管溃疡穿孔、食管狭窄、纵隔炎症等。

②食管曲张静脉皮圈结扎(EVL)治疗:是内镜下治疗的有效方法,在内镜前端安装一特殊装置,与食管黏膜贴紧并吸起曲张静脉,套上一有弹性的"O"形环,将食管下段静脉绞窄坏死。首次可结扎 8～12 环,重复结扎,直到曲张的静脉消失或变小。其优点是结扎固有层的静脉,留有深层静脉回流。"O"形环脱落后形成的溃疡浅,浸润性病变轻,并发症少,但其近期和远期复发出血并不优于 EVS。另外,结扎的最大弱点是对胃静脉曲张、短小及过于粗大的食管静脉曲张不宜结扎。

③组织粘合剂注射:在 X 线监视下,在胃静脉内注射 1∶1 的 Lipitol 和 Cyanoacylatel 1～2ml/点,每次注射 1～2 点。与硬化剂治疗的不同之处为炎症反

应轻,在静脉内形成血栓,Cyanoacylatel 和血接触立即发生聚合反应,从液态转化为固态,即刻堵塞静脉腔,达到即刻止血的效果,止血率高,但有严重异位栓塞并发症的报道。

(4)肝内门腔静脉分流术(TIPSS):是一种治疗门脉高压的介入治疗方法。在 X 线引导下,经颈静脉将可扩张的金属支架置于肝静脉和门静脉间。TIPSS 可降低门脉压力,但可能出现肝性脑病和支架阻塞。

8. 手术:个别施行上述措施仍不止血而肝功能符合手术条件者,可考虑断流术。患者经内科治疗止血后亦可作择期分流术。

第二节　下消化道出血

下消化道出血是指 Treitz 韧带以下包括空肠、回肠、结肠、直肠及肛门出血。由于行急诊大肠镜检查,对大肠疾病出血的诊断率明显提高,但空、回肠出血的诊断目前仍比较困难。

【病因】

1. 小肠疾病:良、恶性肿瘤、Meckel 憩室、Crohn 病、结核、急性坏死性小肠炎、血管发育不良等。

2. 结肠及直肠疾病:慢性结肠炎、息肉、结肠癌、溃疡性结肠炎、痢疾(细菌或阿米巴)、放射性肠炎、孤立性直肠溃疡等,老年人便血应当考虑缺血性肠病、结肠憩室。

3. 肛门疾病:内痔、肛裂、肛瘘等。

4. 全身性疾病:血液病、尿毒症、流行性出血热等。

【临床表现】

1. 显性出血:表现为便血,根据出血部位不同,空肠出血时可为水样便血及柏油样便,末端回肠及升结肠出血可呈深紫色,血便与粪便相混。低位结肠出血,血是鲜红色,附在粪便表面。另外要注意血便性状与出血速度,这与出血量大小亦有关系,低位小肠或右半结肠出血量少,速度慢,在肠道停留超过 14h,大便即可呈黑色,不要误为上消化道出血。上消化道出血量在 1 000ml 以上,速度快,4h 左右排出,大便可呈暗红或鲜红色,易误认为下消化道出血。

2. 非显性出血:表现为失血性贫血或大便潜血阳性,易被误诊,故一定要注意伴随症状、腹痛、腹部包块、发热、食欲不振、体重下降等。

【诊断】

1. 注意病史的收集及全面细致的查体,根据出血情况及其伴随症状,大致可以确定出血部位及原因。

2. 对有黑便的患者首先应行胃镜检查,除外上消化道出血,再考虑小肠出血可能。小肠出血诊断较为困难,推进式小肠镜仅能送达空肠上段的约 50cm处,诊断率低,不能广泛应用。全消化道钡剂造影对小肠疾病的诊断率不高,小肠灌注气钡双重造影可发现微小病变,对炎症、憩室、肿瘤等病的诊断阳性率较高,约 50%。胶囊内镜对小肠疾病诊断有较大价值。

3. 大肠出血:纤维或电子结肠镜检查,结合活组织检查,结肠、直肠及肛门疾患引起的出血大都可获诊断。

经上述检查仍不能明确诊断者,可选用:①选择性腹腔动脉造影;②放射性核素扫描;③经检查不能明确诊断者,在出血时行紧急探查术,探查时结合内镜检查,检查肠壁出血灶,提高诊断率。

【治疗】

下消化道出血时,补足血容量,全身药物应用基本上同上消化道出血的处理,并应根据出血原因、出血部位及出血量的不同,采取不同的处理方法。胃镜下局部药物的喷洒止血及注射止血亦适用于结、直肠出血。一般对溃疡性结肠炎、结直肠多发性息肉病、直肠克罗恩病、孤立性直肠溃疡、晚期直肠癌、放射性肠炎及全身性疾病伴直肠出血者,大多主张先行保守治疗,使用止血剂或去甲肾上腺素 16mg 加生理盐水 200ml 反复灌肠,可起到止血和清洁灌肠作用。

对小肠疾病合并出血的治疗,一般经非手术治疗多能止血,然后转入择期手术治疗。

第二章 黄　疸

血清总胆红素在 $34\mu mol/L$ 以上,临床上即表现有黄疸。巩膜、皮肤无黄染,而血清总胆红素超过正常值,则称为隐性黄疸。

第一节　溶血性黄疸

各种原因引起的溶血性疾病,包括遗传性溶血和获得性溶血。前者常见疾病有葡萄糖 -6- 磷酸脱氢酶缺乏症、珠蛋白生成障碍性贫血(旧称地中海贫血);后者常见疾病有误输异型血、毒蛇咬伤、恶性疟疾等。

【诊断】

1. 血清以非结合胆红素增高为主,一般占总胆红素的80%以上。

2. 有贫血症状。

3. 血液学检查有不同程度正色性贫血,网织红细胞增高(常大于5%)。

4. 尿中尿胆原阳性,尿胆红素阴性。

5. 急性溶血时可有血红蛋白尿,尿呈酱油色。

溶血性黄疸须与先天性非溶血性黄疸鉴别,后者的特点是无贫血、溶血的临床表现和实验室检查证据。

【治疗】

应针对病因治疗。

第二节　肝细胞性黄疸

【诊断】

常见疾病有各型病毒性肝炎、药物性肝病、酒精性肝病、肝硬化以及严重感染所致的肝损害等。

1. 血清结合胆红素与非结合胆红素均增高,其中结合胆红素常占总胆红素的35%以上。

2. 尿中胆红素和尿胆原均可呈阳性。

3. 肝功能试验呈不同程度的异常。

4. 常有恶心、呕吐、纳差等消化道症状,可触及肿大的肝脏。

【治疗】

1. 去除病因,如戒酒、停用损肝药物、用抗生素治疗感染等。

2. 试用护肝药,如甘草酸类制剂、还原型谷胱甘肽、中药等。

第三节　胆汁淤积性黄疸

根据胆汁淤积是否有机械性梗阻因素又分为梗阻性胆汁淤积和肝内胆汁淤积两大类。

一、梗阻性胆汁淤积

可由胆管结石、炎症、狭窄、肿瘤、寄生虫、邻近病变压迫等病变阻塞胆管引起。

【诊断】

1. 血清结合胆红素升高为主,常占总胆红素的60%以上。

2. 尿中胆红素阳性,尿胆原减少或消失。

3. 血清碱性磷酸酶、γ 谷氨酰转移酶、总胆固醇升高,脂蛋白-x 阳性。

4. 大便颜色变浅或呈陶土色。

5. 常伴皮肤瘙痒。

6. B 超或 CT 显示梗阻部位以上胆系扩张。

7. B 超、CT 可提示梗阻部位与性质,内镜逆行胰胆管造影(ERCP)或磁共振胰胆管成像(MRCP)对确定梗阻部位、范围和性质更有价值。

【治疗】

1. 针对病因治疗:手术或内镜治疗。

2. 并发急性梗阻性化脓性胆管炎者需紧急 ERCP 行鼻胆管引流或经皮肝穿刺胆管造影(PTC)行胆管外引流。癌肿梗阻姑息疗法可在胆管狭窄部放置支架或放置胆管内引流,暂时解除梗阻。

二、肝内胆汁淤积

常见疾病有病毒性肝炎(淤胆型)、药物性肝病、妊娠期复发性黄疸、原发性胆汁性肝硬化等。

【诊断】

除 B 超或 CT 无胆系扩张外,其余与梗阻性胆汁淤积的特点相同。

【治疗】

1. 针对病因治疗。

2. 对药物性胆汁淤积及淤胆型病毒性肝炎可试用:

(1)熊去氧胆酸 100mg/ 次,每日 3 次。

(2)泼尼松或泼尼松龙 30～40mg/d, 7 天后血清胆红素明显下降后视病情逐渐减药。

(3)苯巴比妥 30～60mg/ 次,每日 3 次。

第四节 先天性非溶血性黄疸

一、肝细胞对胆红素的摄取和结合障碍

代表性疾病如日尔贝综合征(Gilbert 综合征)、克里格勒-纳贾尔综合征(Crigler-Najjar 综合征)。

【诊断】

1. 血清非结合胆红素增高。

2. 无贫血及溶血的临床表现和实验室证据。

3. 肝功能正常。

4. 发生于青少年的预后好(Gilbert 综合征)。自幼起病的醛糖酶缺乏症(Crigler-Najjar 综合征),黄疸进行性加深,可产生核黄疸,预后差。

5. 须排除溶血性黄疸。

6. Gilbert 综合征可行苯巴比妥治疗试验,苯巴比妥 0.03g～0.06g/ 次,每日 3 次,连续用药 5～7d,本病血清胆红素下降为用药前的 50% 以下。

【治疗】

1. Gilbert 综合征无需治疗。

2. Crigler-Najjar 综合征早期可行光疗。

二、肝细胞对胆红素排泌障碍

代表性疾病有杜宾-约翰逊综合征(Dubin-Johnson 综合征)、罗托综合征(Rotor 综合征)。

【诊断】

1. 常为家族性,多于青少年起病。

2. 约半数患者有肝肿大。

3. 血清结合胆红素增高。

4. 尿中胆红素阳性。

5. 肝功能正常。

6. 靛氰绿试验有潴留。

7. 口服胆囊造影 Dubin-Johnson 综合征患者不显影。

8. 肝活检组织学检查, Dubin-Johnson 综合征有脂褐质沉淀, 肝外观呈棕黑色。

9. 须与胆汁淤积性黄疸鉴别。

【治疗】

无需特殊治疗。

第三章 腹 水

正常人腹腔内有少量液体,当积液超过 300ml 时,称为腹水。当积液超过 1 000ml 时,临床上叩诊有移动性浊音,有重要诊断意义。少量腹水可借助 B 超或 CT 检出。腹水按其理化性质可分为漏出液、渗出液、乳糜性和血性(见表 3-1)。

表 3-1 四种腹水的理化性质

	漏出性	渗出性	乳糜性	血性
外观	浆液性、清、淡黄	浆液性、混、血性	乳白色	血水样
细胞计数	白细胞总数<100× 10^6/L	白细胞总数>100× 10^6/L	白细胞总数>100× 10^6/L	大量红细胞
蛋白	<25 g/L	>30 g/L	>30 g/L	>30 g/L
比重	<1.018	>1.018	1.012~1.024	>1.018
Rivalta 试验	—	+	—	±
葡萄糖	与血糖值相似	低于血糖		
乙醚试验	—	—	+	—

第一节 漏出性腹水

一、肝 性 腹 水

常见疾病有各种原因所致的肝硬化。见"肝硬化腹水"节

【临床表现】

1. 症状:食欲不振,上腹部饱胀,恶心,呕吐,厌油腻,精神不振,低热。常有鼻出血、牙龈出血、胃肠出血倾向及月经紊乱。

2. 体征:有慢性肝病面容、黄疸、肝掌、蜘蛛痣、男性乳房发育,有时可见腹壁静脉曲张。移动性浊音阳性,可出现蛙状腹、端坐呼吸。

【诊断】

1. 有慢性肝病或肝炎病史。

2. 有上述临床表现。

3. 内镜检查或吞钡 X 线摄片显示食管静脉曲张。

4. B 超或 CT 显示肝外形不整、结节状、肝叶比例失调等。

5. 肝穿刺或腹腔镜活检可确诊肝硬化。

6. 腹水性质为漏出液。

【治疗】

1. 以卧床休息为主,少盐或无盐饮食,摄入钠盐 500mg～800mg/d,进水量限制在 500ml～1 000ml/d,维持水、电解质平衡。

2. 应用安体舒通 20mg,3 次/日,加用速尿 20mg,2～3 次/日,联合服用。

3. 每周 3 次放腹水,每次放 4 000ml～6 000ml,同时静脉输注人体白蛋白 20～40g。

4. 每周定期少量多次静脉输入血浆或人体白蛋白。

5. 对顽固性腹水,可放出腹水 5 000ml,通过浓缩处理成 500ml,再静脉回输。

6. 可采用外科治疗行腹腔-颈静脉引流术或胸导管-颈内静脉吻合术。

二、心源性腹水

主要是慢性右心衰竭。

【临床表现】

1. 症状:食欲不振、恶心、呕吐、体重增加、腹胀、腹痛、尿少、夜尿。

2. 体征:颈静脉充盈,肝颈返流征阳性。可有胸水,胸骨左缘第 3～4 肋间可听到舒张期奔马律,收缩期吹风性杂音,吸气时增强。腹部移动性浊音阳性。下垂部位水肿。

【诊断】

1. 有心脏病史。

2. 有上述临床表现。

3. 超声心动图显示右心室增大。

4. 核磁共振显像检查可评估右室舒张功能。

5. 腹水性质为漏出液。

【治疗】

1. 去除或限制基本病因,消除诱因,限制体力活动,限制钠盐摄入。

2. 应用利尿剂迅速控制症状,待水盐恢复平衡,改成维持量后再加用洋地黄类药物和血管紧张素转换酶抑制剂(ACEI)。

三、缩窄性心包炎

结核病仍是其主要病因,其他还有化脓性心包炎、肿瘤性心包炎、放射治疗、外伤、胶原组织病、尿毒症及原因不明者。

【临床表现】

1. 症状:有呼吸困难、腹部膨胀、乏力、肝区疼痛。

2. 体征:肝肿大、颈静脉怒张、腹部膨隆、下肢水肿。Kussmaul 征阳性。心尖搏动不易触及,心浊音界正常。心音减低,可听到心包叩击音。

【诊断】

1. 常有急性心包炎病史。

2. 有上述临床表现。

3. 腹水性质为漏出液。

4. X 线检查示心影大小正常,可呈三角形,左右心缘变直,上腔静脉扩张,有时可见心包钙化。

5. 必要时作心内膜活检或胸腔切开术以确诊。

【治疗】

1. 针对原发病治疗。

2. 早期手术治疗。

四、肾 性 腹 水

常见疾病为肾病综合征。

【临床表现】

1. 症状:常有大量蛋白尿,可有血尿。

2. 体征:全身水肿为主,腹水是全身浮肿的表现之一。可伴有其他浆膜腔积液如心包积液、胸腔积液以及移动性浊音。

【诊断】

1. 有上述临床表现。

2. 血清白蛋白常<30g/L,尿白蛋白>3.5g/d,血脂升高。

3. 腹水性质为漏出液。

4. 肾活检可作出明确的病理诊断。

【治疗】

1. 休息,低脂肪、低盐、高热量、高蛋白、高纤维素饮食。

2. 应用利尿剂。

3. 口服复方氨基酸,间断静滴血浆、白蛋白。必要时腹水浓缩回输。

4. 减少尿蛋白,常用卡托普利,从 6.25mg/次开始,渐增至 25mg/次,3 次/d。

5. 抑制免疫与炎症反应:常用糖皮质激素和环磷酰胺。

6. 防治并发症。

五、Budd-Chiari 综合征

Budd-Chiari 综合征是肝静脉或下腔静脉肝段血栓形成或纤维膜性狭窄、闭塞引起的肝静脉流出道阻塞,临床上有肝大、腹痛、腹水三联征的综合征。

【临床表现】

1. 急性型:少见,起病急,上腹痛伴腹胀,肝进行性肿大有压痛,腹水增长迅速,可伴有黄疸,8 周内迅速出现肝性脑病、肝肾综合征或上消化道出血,病死率高。

2. 亚急性型:病程在 1 年以上,有肝肿大、腹痛、腹水三联征。也可有黄疸、脾肿大。胸部浅表静脉曲张、下肢水肿。

3. 慢性型:病程在 1 年以上,可长至数年,可有肝大、腹痛、腹水三联征,也可无症状。

【诊断】

1. 有上述临床表现。

2. 肝功能损伤轻而腹水量大。

3. 腹水性质为漏出液。

4. 多普勒超声、CT、MRI 有助于诊断。

5. 下腔静脉、肝静脉造影和肝活检可确诊。

【治疗】

1. 新近血栓形成者,可经插管局部注射溶栓剂,也可全身用药。可予利尿剂以减轻腹水。

2. 手术治疗,根据病情可行下腔静脉局部手术、分流术、TIPS 或肝移植。

六、失蛋白性胃肠病

失蛋白性胃肠病是包括各种病因造成血浆蛋白由胃肠道大量丢失,导致低蛋白血症的一组疾病。

【临床表现】

引起失蛋白性胃肠病的原发病很多,故其症状、体征不尽相同。大量蛋白质丢失性胃肠病患者,由于低蛋白血症和胶体渗透压减低,主要临床表现是下垂部位水肿。下肢水肿最常见,也可见于面部、上肢或脐周围。

【诊断】

1. 确定胃肠道蛋白丢失的实验室检查：α-抗胰蛋白酶（α-AT）清除率＞24ml/d。伴有腹泻时＞56ml/d 有意义。粪便^{51}Cr 白蛋白清除率＞74ml/d 有意义。

2. 腹水为漏出液。

3. 通过 X 线检查、空肠黏膜活检、淋巴管造影、多普勒超声等检查确定病因。

【治疗】

1. 针对原发病治疗。

2. 适当应用利尿剂，静滴血浆、白蛋白。

3. 注意卫生，防止感染。

七、营养缺乏病

主要是蛋白质营养不良综合征。

【临床表现】

1. 症状：淡漠、嗜睡、厌食、动作缓慢。

2. 体征：皮肤干燥伴色素沉着，角化过度成鱼鳞状。心动过缓，肝肿大，四肢消瘦，水肿，贫血貌。可有胸水、腹水。

【诊断】

1. 主要根据饮食习惯史、营养不良史和临床表现。

2. 血浆白蛋白和总蛋白降低。

3. 腹水性质为漏出液。

【治疗】

1. 纠正水、电解质平衡失常。

2. 营养治疗，首选口服营养治疗，食物应易于消化，开始进食量和钠盐不宜过多，少食多餐，如无不良反应，逐渐增加进食量，直至普通饮食。

3. 必要时可经胃管营养治疗或经静脉营养治疗。

4. 重度贫血者，可多次小量输血，重度低蛋白血症者，可小量输入血浆和白蛋白。

第二节　渗出性腹水

一、结核性腹水

常见疾病有结核性腹膜炎。

【临床表现】

1. 症状:低热、盗汗、纳差、消瘦、腹痛、腹泻等,少数可有高热。

2. 体征:腹壁柔韧感,少数有腹部肿块、压痛、反跳痛。

【诊断】

1. 青壮年患者,有结核病病史或证据。

2. 原因不明发热达2周以上,伴有上述临床表现。

3. 腹水性质为渗出性。

4. 腹水腺苷脱氨酶明显升高。

5. 腹水结核杆菌聚合酶链反应(PCR)测定阳性。

6. 结核菌素或结核菌素纯蛋白衍生物(PPD)试验阳性。

7. 胸片和(或)胃肠钡餐检查可见结核病灶。

8. 腹腔镜活检有确诊价值。

9. 必要时剖腹探查以确诊。

【治疗】

1. 注意休息,加强营养。

2. 早期、联合、适量、规律、全程用药。

3. 用异烟肼、利福平、吡嗪酰胺三药联合,也可加用链霉素或乙胺丁醇四药联合治疗2个月,再用异烟肼和利福平联合治疗至少7个月。

4. 对耐药者,根据其用药史和药敏试验调整治疗方案。

5. 有血行播散或严重结核毒血症状者,在用抗结核药物同时,可加用肾上腺糖皮质激素短期治疗。

6. 并发肠梗阻、肠穿孔、肠瘘经内科治疗无效者应手术治疗。

二、细菌性感染

常见疾病为自发性细菌性腹膜炎,多在肝硬化腹水基础上发生。

【临床表现】

1. 有肝硬化腹水的临床表现。

2. 起病急者腹痛、腹水迅速增长,严重者出现中毒性休克。起病慢者多有低热,腹胀或腹水持续不减。

3. 体征:移动性浊音阳性,全腹压痛、反跳痛、肌紧张。

【诊断】

1. 有上述临床表现。

2. 腹水性质为渗出性。

3. 腹水常规检验白细胞数增加,常大于 $300 \times 10^6/L$,以中性粒细胞为主。

4. 腹水培养常有细菌生长。

【治疗】

1. 加强支持治疗,早期、足量、联合应用抗生素。

2. 一经诊断立即治疗,不能等腹水或血液细菌培养报告后再进行治疗。

3. 选用主要针对革兰阴性杆菌并兼顾革兰阳性球菌的抗生素,如氨苄青霉素、头孢菌素、氯霉素、环丙氟哌酸等,选择2~3种联合应用。

4. 根据治疗的反应和细菌培养结果,考虑调整抗生素。

5. 开始几天剂量宜大,疗程不得小于2周。

6. 还可配合放腹水、腹腔冲洗、腹腔注射抗生素等治疗。

第三节 恶 性 腹 水

多为胃肠道肿瘤、原发性肝癌、卵巢等脏器肿瘤播散至腹膜引起的腹膜转移癌或腹膜间皮瘤。

【临床表现】

1. 原发肿瘤的表现:如胃肠道肿瘤常有腹痛、腹部肿块、呕血或便血等。妇科肿瘤阴道检查可触及肿块等。

2. 消瘦或恶病质。

3. 腹水生长迅速。

【诊断】

1. 有上述临床表现。

2. 腹水性质多为血性,也可为乳糜性。

3. 腹水纤维连接蛋白＞125ng/ml。

4. 腹水乳酸脱氢酶/血清乳酸脱氢酶比值＞0.65、腹水白蛋白/血清白蛋白梯度＜11g/L。

5. 腹水浓缩染色体核形分析,非整倍体细胞增多。

6. 腹水细胞学检查,部分患者可发现肿瘤细胞。

7. B超、CT检查有助于发现腹膜病变。

8. 腹腔镜检查及活检可确诊。

9. 必要时手术探查。

【治疗】

确诊后尽可能手术切除原发灶,术后配合全身和(或)腹腔内化学治疗。

第四节　乳糜性腹水

临床上少见。腹腔内肿瘤、淋巴结结核、丝虫病、梅毒、肝硬化或手术后瘢痕形成等阻塞或压迫胸导管与乳糜池,引起乳糜性腹水。

【临床表现】

1. 原发病的表现或外伤、手术史。

2. 无痛性腹部胀大。

3. 可有移动性浊音。

【诊断】

1. 有上述临床表现。

2. 腹水为乳糜性,脂肪含量增高,主要为甘油三酯。

3. 放射性核素淋巴造影显像或淋巴管造影能发现腹水部位。

4. 用^{13}C-软脂酸口服法可确定肠干淋巴管的乳糜液的漏出,有助于判断漏出部位和阻塞程度。

5. 需与乳糜样及假性乳糜性腹水鉴别。两者外观也呈乳白色,但前者蛋白低于30g/L,脂肪以胆固醇为主,是肿瘤细胞或囊肿细胞脂肪变性所致;后者为脓液、假黏液囊肿液所致,脂肪、蛋白质含量不高。两者乙醚试验均阴性。

6. 经系统检查仍不能确定病因者,应行剖腹探查。

【治疗】

1. 病因治疗,如抗炎、抗结核、化学治疗、手术治疗。

2. 体弱者可静滴血浆、白蛋白。

3. 必要时可腹穿放腹水以减轻压迫症状。

第四章　胃食管反流病

【概述】

　　胃食管反流病（GERD）主要是由于食管下端括约肌功能紊乱，以致胃或十二指肠内容物反流至食管而引起食管黏膜的炎症（糜烂、溃疡），并可并发食管出血、狭窄及 Barrett 食管（食管鳞状上皮被胃黏膜上皮取代），后者是食管的癌前病变。

【临床表现】

　　1. 主要症状为烧心、胸骨后疼痛、反酸和反食。

　　2. 如反流至肺部则可引起慢性咳嗽及哮喘发作。

　　3. 胸骨后疼痛可酷似心绞痛，称为非心源性胸痛。

　　4. 如反流至咽部和耳道，可引起慢性中耳炎、咽喉炎等症状。

【诊断要点】

　　1. 内镜及病理活检：内镜检查是确定有无食管炎的主要方法，食管炎的严重程度常用洛杉矶分类法分级。

　　A 级：食管黏膜有破损，但无融合，病灶直径<0.5cm。

　　B 级：食管黏膜有破损，但无融合，病灶直径>0.5cm。

　　C 级：食管黏膜破损且有融合，范围<食管周径的 75%。

　　D 级：食管黏膜破损且有融合，范围>食管周径的 75%。

　　食管黏膜有明显糜烂、结节，或齿状线以上发现有孤立性红斑，应作病理活检，以确定有无 Barrett 食管或癌变。

　　2. 24h 食管 pH 或胆汁监测：可确定有无胃、十二指肠反流存在，正常食管 24h pH<4 的时间应小于 4%，超过此值即认为食管有酸暴露，是胃食管反流的有力证据。

　　3. 上消化道 X 线钡餐检查：确定有无食管狭窄等并发症，并可协助诊断有无食管裂孔疝。

　　4. 其他：下食管括约肌测压、滴酸试验等对疾病的诊断与评估有助。频繁发作的胸痛应作心电图等检查，除外心绞痛。

【治疗方案及原则】

　　1. 一般治疗

(1)饮食应以易消化的软食为主,忌食辛辣、高脂肪食物和咖啡等易致反流的饮料。睡前2~3h不再进食。禁烟戒酒,过度肥胖者应减肥,裤带不宜过紧。

(2)有严重反流者,为防止吸入性肺炎,睡眠时可抬高床头15~20cm。

(3)慎用抗胆碱能药、多巴胺、黄体酮、前列腺素E、溴丙胺太林(普鲁本辛)及钙通道阻滞剂等。因这些药物均可减低下食管括约肌压力,加重胃食管反流。

2. 药物治疗

(1)抑酸剂:抑酸剂是治疗反流性食管炎的主要药物,开始先用药6~8周使食管炎愈合,以后减量维持,防止复发,常用的药物有:

①质子泵抑制剂:如奥美拉唑20mg,每日1次;埃索美拉唑20mg,每日1次;兰索拉唑30mg,每日1次;雷贝拉唑10~20mg,每日1次;潘托拉唑40mg,每日1次。

②H_2受体阻滞剂:如西咪替丁400mg,每日2次,雷尼替丁150mg,每日2次;法莫替丁20mg,每日2次。

(2)抗酸剂:如硫糖铝片1.0g,每日3次(硫糖铝悬液10ml,每日3次);铝碳酸镁1.0,每日3次,饭前服用。

(3)促动力药:如多潘立酮10mg,每日3次。

3. 手术治疗:药物治疗无效或有食管狭窄者,可考虑作扩张术或外科治疗,对Barrett食管疑有癌变者,应作手术治疗。

第五章 食管裂孔疝

【概述】

食管裂孔疝是由于膈肌食管裂孔先天性发育异常、外伤后或腹内压增高的情况下，食管的膈下段和胃的上部经裂孔进入胸腔。若胃食管结合部和胃移位至膈肌上方，称为滑动型食管裂孔疝。若胃食管的结合部仍在正常位置，但一部分胃沿食管旁移位至胸腔，称为旁型食管裂孔疝。食管裂孔疝可引起胃食管反流并降低食管对酸的清除，因而导致胃食管反流病（参见第四章）。

【临床表现】

1. 婴幼儿先天性裂孔疝可出现呕吐、咳嗽、气急、贫血、吞咽困难及生长发育迟缓等症状。

2. 成人患者往往并发反流性食管炎而有心窝部烧灼感，常在饱食或饮酒后诱发。偶可并发上消化道出血。

【诊断要点】

1. X线检查

（1）胸部透视或摄片：如在纵隔内发现大气泡，左上腹胃泡影消失，应考虑为裂孔疝。

（2）上消化道钡餐检查：当造影剂充盈胃底时，可发现贲门、胃底不同程度地移位于膈上方；胃黏膜皱襞通过裂孔出现在疝囊中，造影剂反流进入疝囊；膈上可见到对称性环状切迹，其上为扩张的食管末端，其下为疝入的胃。给婴幼儿检查时宜选用40%碘油或12.5%碘化钠作造影剂。

2. 内镜检查：可见齿状线上移（距门齿＜40cm），在疝囊与膈肌食管裂孔处可见二个狭窄环。内镜检查还可以确定有无反流性食管炎，以及与食管癌相鉴别。

【治疗方案及原则】

1. 婴幼儿食管裂孔疝如无食管溃疡、狭窄等并发症，可作内科治疗，即给患者取直立位，少量多次稠厚饮食，多数患儿可获良好效果。

2. 凡遇症状明显伴食管下段狭窄的大裂孔疝，或伴有上消化道出血、胃扭转等并发症时，应考虑手术治疗。

3. 合并反流性食管炎者按第四章治疗。

第六章　食管贲门失弛缓症

【概述】

食管贲门失弛缓症是由于食管神经病变引起的食管张力、蠕动减低和下食管括约肌不能松弛,导致食管扩张。临床上以胸骨下或中上腹部疼痛、咽下困难及食物反流为其特征。

【临床表现】

1. 本病常见于青壮年,症状多发生于进食或情绪激动时,表现为哽噎感及胸骨下或中上腹部疼痛,随着咽下困难的逐步加剧及食管的扩张,疼痛可逐渐减轻,但常可伴有食物反流。

2. 咽下困难多间歇性发作,病程较长,可伴有营养不良和(或)维生素缺乏等表现。后期病例由于食管极度扩张,可压迫胸腔器官产生干咳、气急、发绀、呃逆等症状。

【诊断要点】

1. X线食管钡餐检查:钡剂通过贲门较困难,食管下端呈漏斗形狭窄(鸟嘴状),黏膜纹理正常,上段食管扩张、延长和弯曲,无蠕动波。

2. 内镜检查:食管贲门失弛缓症时可见食管腔内有食物贮留,贲门狭小但黏膜正常。狭窄上方的食管显著扩张,常伴炎症存在,检查时须与食管下段及贲门部的肿瘤相鉴别。但内镜检查应特别慎重,以免发生食管破裂穿孔。

【治疗方案及原则】

1. 一般治疗:本病患者生活宜有规律,避免情绪紧张,饮食宜细软、多嚼,避免过冷或过热的食物。

2. 药物治疗:

(1)1%普鲁卡因溶液10ml,每日3次。

(2)食管痉挛加重、疼痛加剧时,可舌下含硝酸甘油片,或选用硝苯地平、丁溴东莨菪碱等药缓解症状。

3. 扩张疗法:包括经内镜用探条扩张或气囊扩张,可缓解症状,但应防止穿孔等并发症。

4. 手术治疗:对上述治疗无效的患者,应采用手术治疗,如单纯Heller手术,贲门括约肌切开术或贲门成形术等。

第七章　食管、胃化学性灼伤

【概述】

由于吞服或误服强酸或强碱等腐蚀剂可引起急性腐蚀性食管炎和急性腐蚀性胃炎,常伴有口腔黏膜的损伤。强酸可使蛋白质或角质溶解或组织灼伤,使口腔、食管和胃的黏膜出现腐蚀性病变,甚至引起穿孔。强碱与组织接触后,迅速吸收组织内水分,并与组织蛋白结合为胶冻样碱性蛋白盐,造成严重的组织坏死和溃疡。食管、胃病变的程度与腐蚀剂浓度、接触时间长短、胃内有无食物等因素有关。后期可出现食管瘢痕性狭窄和幽门梗阻。

【临床表现】

1. 主要症状为口腔、胸骨后至上腹部剧烈的疼痛和烧灼感,常伴恶心、呕吐。

2. 黏膜严重损伤时可引起上消化道出血。

3. 喉头水肿可致呼吸困难。

4. 可伴有全身症状,如虚脱或休克及并发感染的症状。

【诊断要点】

1. 病史:迅速了解所吞服或误服腐蚀剂的名称、数量和接受医治的时间。

2. 口腔黏膜腐蚀,早期为黏膜灼伤,随即形成不同色泽的结痂,周围黏膜水肿。

3. 急性期禁止作内镜或X线钡餐检查,以免造成穿孔。急性期数周后(根据病情而定,一般不短于3～4周),如患者有吞咽困难等症状,可小心地进行内镜或X线钡餐检查,了解食管、胃黏膜损伤情况及有无消化道狭窄。

4. 注意消化道外症状,如虚脱或休克,局部并发的感染症状,并注意尿量,以确定有无引起肾小管损害和肾功能衰竭。

【治疗方案及原则】

1. 若无消化道穿孔症状,应立即给患者饮用牛奶以稀释腐蚀剂。

2. 严禁催吐、洗胃、插入胃管,以免引起消化道穿孔。

3. 黏膜保护剂,如硫糖铝悬液10ml,每日3～4次,一般不用弱酸/弱碱去中和强碱/强酸,以免酸碱反应产生的热量加重对黏膜的损害。

4. 有剧痛者,酌用哌替啶(度冷丁)等止痛剂。如有喉头水肿、呼吸困难,应作气管切开和吸氧。

5. 常规应用抗生素,预防继发感染。

6. 急性期需禁食,以静脉输液补充营养。注意水、电解质和酸碱平衡。有休克者,应给予补充血容量和抗休克治疗。

7. 食管或胃穿孔并发弥漫性纵隔炎、腹膜炎者,应立即手术修补。

8. 急性期后,疑有食管狭窄者,可作食管吞钡摄片或内镜检查,了解狭窄情况,局限性狭窄者,可考虑在内镜下作扩张术,多发性狭窄则以手术为佳。

9. 并发幽门梗阻者,可先作气囊扩张,无效者宜手术治疗。

第八章 急性胃炎

急性胃炎系指由不同原因所致的胃黏膜急性炎症和损伤。常见的病因有酒精、药物、应激、感染、十二指肠液反流、胃黏膜缺血、缺氧、食物变质和不良的饮食习惯、腐蚀性化学物质以及放射损伤或机械损伤等。

【临床表现】

上腹痛、恶心、呕吐和食欲减退是急性胃炎的常见症状,药物和应激状态所致的胃炎,常以呕血或黑便为首发症状,出血量大时可导致失血性休克。由于食物中毒引起的急性胃炎,常同时发生急性肠炎而出现腹泻,重时可有脱水、电解质紊乱、酸中毒、甚至低血压。腐蚀性胃炎常引起上腹部剧痛,频繁呕吐,可伴寒战及发热。也有部分患者仅有胃镜下所见,而无任何症状。

体征:大多数患者仅有上腹或脐周压痛、肠鸣音亢进,特殊类型的急性胃炎可出现急腹症,甚至休克。

【诊断要点】

1. 胃镜检查有助于诊断。食物中毒患者宜于呕吐症状有所缓解后再考虑是否需要行胃镜检查,由药物或应激因素所致的急性胃黏膜病变,宜及时检查,以期早期诊断。吞服腐蚀剂者则为胃镜禁忌。胃镜所见为胃黏膜局部或弥漫性充血、水肿、有炎性渗出物附着,或有散在点、片状糜烂或浅溃疡等。有出血症状者可见胃黏膜有新鲜出血或褐色血痂,黏液湖为鲜红色或咖啡色,活检组织学主要见黏膜层有中性粒细胞浸润和糜烂。

2. 疑有出血者应作呕吐物或粪便隐血试验,红细胞计数、血红蛋白测定和红细胞压积。

3. 感染因素引起者,应作白细胞计数和分类检查,粪便常规和培养。

4. X线钡剂检查无诊断价值。

5. 急性胃炎应作出病因诊断,药物性急性胃炎最常见的是由非甾体抗炎药(NSAIDs)如酮洛芬、吡罗昔康、消炎痛等以及阿司匹林所致。对严重外伤、败血症、呼吸衰竭、低血容量性休克、烧伤、多脏器功能衰竭、中枢神经系统损伤等应激状态时要警惕急性胃黏膜病变的发生。常见的还有酒精性急性胃炎、急性腐蚀性胃炎等。

6. 急性胃炎应与急性阑尾炎、急性胰腺炎、急性胆囊炎相鉴别。

【治疗方案及原则】

1. 针对病因,去除损害因子,积极治疗原发病。

2. 严重时禁食,以后流质、半流质饮食。

3. 对症和支持疗法:呕吐患者因不能进食,应补液,用葡萄糖及生理盐水维持水、电解质平衡,伴腹泻者注意钾的补充。腹痛者可用阿托品、复方颠茄片或山莨菪碱等解痉药。

4. 药物治疗

(1)抑酸剂:可应用 H_2 受体阻滞剂:雷尼替丁 150mg,每日 2 次;法莫替丁 20mg,每日 2 次;或西咪替丁 200mg,每日 3 次或 4 次。不能口服者可用静脉滴注。

(2)胃黏膜保护剂和抗酸剂:硫糖铝、胶体铋、氢氧化铝凝胶剂或其与氢氧化镁的混合剂,每日 3～4 次口服。

(3)细菌感染所引起者可根据病情,选用氟喹诺酮类制剂、氨基甙类制剂或头孢菌素。

(4)应激性急性胃炎常出现上消化道出血,应抑制胃酸分泌,提高胃内 pH。临床常用法莫替丁 40～80mg/d 静脉滴注,或雷尼替丁 300mg/d 静脉滴注,质子泵抑制剂抑酸效果更强,疗效更显著,如奥美拉唑 40～80mg 静脉注射或静脉滴注,每日 2～3 次。其他处置见上消化道出血章节。

第九章 慢性胃炎

慢性胃炎系指由多种原因引起的胃黏膜慢性炎症和（或）腺体萎缩性病变。病因主要与幽门螺杆菌（Helicobacter pylori, Hp）感染密切相关。我国成年人的感染率比发达国家明显增高，感染阳性率随年龄增长而增加，胃窦炎患者感染率一般为 70%～90%。其他原因如长期服用损伤胃黏膜的药物，主要为非甾体抗炎药，如阿司匹林、吲哚美辛（消炎痛）等。十二指肠液反流，其中胆汁、肠液和胰液等可减弱胃黏膜屏障功能，使胃黏膜发生炎症、糜烂和出血，并使胃腔内 H^+ 反弥散至胃黏膜内，刺激肥大细胞，促进组胺分泌，引起胃壁血管扩张、炎性渗出而使慢性炎症持续存在。此外，口鼻咽部慢性感染灶、酗酒、长期饮用浓茶、咖啡等以及胃部深度 X 线照射也可导致胃炎。我国胃炎多以胃窦部损伤为主，炎症持续可引起腺体萎缩和肠腺化生。慢性胃炎的发病常随年龄增长而增加。胃体萎缩性胃炎常与自身免疫损害有关。

【临床表现】

1. 症状无特异性，可有中上腹不适、饱胀、隐痛、烧灼痛，疼痛无节律性，一般于食后为重，也常有食欲不振、嗳气、反酸、恶心等消化不良症状。有一部分患者可无临床症状。如有胃黏膜糜烂者可出现少量或大量上消化道出血。胃体萎缩性胃炎合并恶性贫血者可出现贫血貌、全身衰竭、乏力、精神淡漠，而消化道症状可以不明显。

2. 查体可有上腹部轻压痛，胃体胃炎有时伴有舌炎及贫血征象。

【诊断要点】

1. 慢性胃炎的诊断主要依据胃镜所见和胃黏膜组织病理检查。凡有上消化道症状者都应进行胃镜检查，以除外早期胃癌、胃溃疡等疾病。中年女性患者应作胆囊超声检查，排除胆囊结石的可能。

内镜和组织学诊断以 2000 年 5 月全国慢性胃炎研讨会共识意见（中华消化杂志，2000，20：199～201）为依据。

（1）分类：内镜下慢性胃炎分为浅表性胃炎（又称非萎缩性胃炎）和萎缩性胃炎，如同时存在平坦糜烂、隆起糜烂或胆汁反流，则诊断为非萎缩性或萎缩性胃炎伴糜烂或伴胆汁反流。

（2）病变的分布和范围：胃窦、胃体和全胃。

（3）诊断依据：非萎缩性胃炎表现为红斑（点、片状、条状），黏膜粗糙不平，出血点/斑；萎缩性胃炎表现为黏膜呈颗粒状，血管透露，色泽灰暗，皱襞细小。

（4）活检取材：取2～3块标本，胃窦小弯1块和大弯1块及胃体小弯1块。标本须分开装瓶，并向病理科提供取材部位、内镜所见和简要病史。

（5）组织学分级标准：有5种形态变量要分级（Hp、慢性炎症、活动性、萎缩和肠化），分成无、轻度、中度和重度4级（或0、+、++、+++）。

①Hp：观察胃黏膜液层、表面上皮、小凹上皮和腺管上皮表面的Hp。

②活动性：慢性炎症背景上有中性粒细胞浸润。

③慢性炎症：根据慢性炎症细胞的密集程度和浸润深度分级。

④萎缩：指胃的固有腺体减少，幽门腺萎缩是指幽门腺减少或由肠化腺体替代，胃底（体）腺萎缩是指胃底（体）腺假幽门腺化生、肠化或腺体本身减少。

⑤肠化。

其他组织学特征：分为非特异性和特异性两类。前者包括淋巴滤泡、小凹上皮增生、肠腺化生和假幽门腺化生等；后者包括肉芽肿、集簇性嗜酸性粒细胞浸润、明显上皮内淋巴细胞浸润和特异性病原体等。

异型增生要分轻度、中度和重度3级，有关组织学各种病变的具体分级标准请参阅全国慢性胃炎的共识意见。

（6）病理诊断报告：应包括部位特征和形态学变化程度，有病因可循的应报告病因，结合内镜所见、取材部位及每块标本组织学变化作出诊断。当胃窦和胃体均有炎症者称慢性胃炎。但当胃窦和胃体炎症程度相差两级或以上时，应加上"为主"修饰词，例如"慢性（活动性）胃炎，胃窦为主"。

（7）特殊类型慢性胃炎或胃病：如肉芽肿性胃炎、嗜酸性胃炎、疣状胃炎、慢性淋巴细胞性胃炎、巨大胃黏膜肥厚症（Ménétrier病）等，应注意判断。

2. 幽门螺杆菌检查：有多种方法，如组织学、尿素酶、细菌培养、^{13}C和^{14}C尿素呼气试验或粪便Hp抗原检测。内镜观察下取黏膜组织作快速尿素酶试验比较方便。

3. 测定胃酸分泌功能：常用五肽胃泌素刺激试验，测定基础胃酸分泌量（BAO）、最大胃酸分泌量（MAO）、高峰胃酸分泌量（PAO）和胃液pH。明显低酸或无酸提示胃体萎缩性胃炎。

4. X线钡餐检查：主要用于排除消化性溃疡和胃癌等疾病。

5. 疑为胃体萎缩性胃炎时，可作血常规、胃酸分泌量测定、血清胃泌素浓度、血清维生素B_{12}浓度、维生素B_{12}吸收试验、血清壁细胞抗体、内因子抗体以及骨髓穿刺涂片等检查。

【治疗方案及原则】

1. 针对病因,应清除鼻口咽部感染灶,戒烟忌酒。饮食宜软、易消化、避免过于粗糙,忌含浓烈辛辣调料的食品或服用对胃有刺激的药物。老年性胃黏膜不同程度的萎缩和肠化难以逆转,当有活动性炎症时要积极治疗。

2. 药物治疗

(1) 根除幽门螺杆菌感染:见第十二章。

(2) 胃黏膜保护剂:硫糖铝片或混悬液 1.0g,口服,每日 3~4 次,饭前 1h 和睡前用。胶体次枸橼酸铋 110mg 或 120mg,口服,每日 4 次,餐前半小时和睡前用,不宜超过 8 周。替普瑞酮 50mg,口服,每日 3 次,饭后半小时服用。

(3) H_2 受体阻滞剂:雷尼替丁 150mg,每日 2 次;法莫替丁 20mg,每日 2 次;或西咪替丁 20mg,每日 3 次或 4 次。不能口服者用可静脉滴注。

(4) 促胃动力药:多潘立酮 10mg、西沙比利 5mg 或甲氧氯普胺 5mg,酌选,口服,每日 3 次,适合于伴有胃下垂、幽门张力降低、胆汁反流者,也可缓解恶心、腹胀等消化不良症状。

(5) 助消化药和稀盐酸:对慢性萎缩性胃炎,而无黏膜糜烂者尤其是胃体萎缩性胃炎可作为补偿治疗,如多酶片或胰酶片;胃蛋白酶合剂 10ml,口服每日 3 次;1‰稀盐酸 2~5ml,口服,每日 3 次。

(6) 胃体萎缩性胃炎:目前无有效治疗方法,主要对症治疗。合并恶性贫血者需终生注射维生素 B_{12} 100μg,肌注,每日一次。有缺铁性贫血者补充铁剂,硫酸亚铁片 0.3g 或琥珀酸亚铁 100mg 同时加用维生素 C,口服,每日 3 次。可适当补充一些微量元素如锌、硒、β 胡萝卜素等。

3. 关于手术问题:萎缩性胃炎和肠化不是手术的绝对指征,对伴有息肉、异型增生或有局灶性凹陷或隆起者,应加强随访。当慢性萎缩性胃炎伴重症异型增生或重度肠化生,尤其是大肠型肠化者可考虑手术治疗。

第十章　消化性溃疡

【概述】

消化性溃疡（peptic ulcer）系指主要发生在胃及十二指肠的慢性溃疡，亦可发生在与酸性胃液相接触的其他部位，包括食管、胃肠吻合术后的吻合口及其附近肠襻，以及梅克尔（Meckel）憩室。由于溃疡的病损超过黏膜肌层，故不同于糜烂。消化性溃疡的得名在于其发生与胃酸、胃蛋白酶有关。

消化性溃疡的发生是由于胃黏膜的损害因素（幽门螺杆菌、胃酸及非甾体抗炎药等）大于防御因素（胃黏膜屏障、黏液、黏膜血流、细胞更新及前列腺素等）所致。

【临床表现】

1. 消化性溃疡的典型症状

（1）疼痛部位：十二指肠溃疡在上腹部或偏右，胃溃疡在上腹部偏左。

（2）疼痛性质及时间：空腹痛、灼痛、胀痛、隐痛。十二指肠溃疡有空腹痛、半夜痛，进食可以缓解。胃溃疡饭后半小时后痛，至下餐前缓解。

（3）患病的周期性和疼痛的节律性：每年春秋季节变化时发病。

（4）诱因：饮食不当或精神紧张等。

2. 其他症状：可以伴有反酸、烧心、嗳气等消化不良症状。

3. 体征

（1）上腹部压痛：十二指肠溃疡压痛偏右上腹；胃溃疡偏左上腹。

（2）其他体征取决于溃疡并发症，幽门梗阻时可见胃型及胃蠕动波，溃疡穿孔时有局限性或弥漫性腹膜炎的体征。

4. 特殊类型的溃疡：包括胃及十二指肠复合溃疡、幽门管溃疡、球后溃疡、老年性溃疡及胃泌素瘤。特殊类型的溃疡不具备典型溃疡的疼痛特点，往往缺乏疼痛的节律性。胃泌素瘤患者多有顽固性症状和多发性难治性溃疡，手术后近期多复发，有的伴有水泻或脂肪泻。

【诊断要点】

1. 临床表现：消化性溃疡往往具有典型的临床症状，但要注意特殊类型溃疡症状往往不典型。还有极少数患者无症状，甚至以消化性溃疡的并发症如穿孔、上消化道出血为首发症状。

2. 体征:消化性溃疡除在相应部位有压痛之外,无其他对诊断有意义的体征。但要注意,如患者出现胃型及胃蠕动波揭示有幽门梗阻;如患者出现局限性或弥漫性腹膜炎体征,则提示溃疡穿孔。

3. 胃镜检查:胃镜可对消化性溃疡进行最直接的检查,而且还可以取活体组织作病理和幽门螺杆菌检查。内镜诊断应包括溃疡的部位、大小、数目以及溃疡的分期:活动期(A_1A_2)、愈合期(H_1H_2)、瘢痕期(S_1S_2)。对胃溃疡应常规取活体组织作病理检查。

4. X线钡餐检查:气钡双重对比可以显示 X 线的直接征象(具有诊断意义的龛影)和间接征象(对诊断有参考价值的局部痉挛、激惹及十二指肠球部变形)。

5. 幽门螺杆菌检查:通过胃镜可以取胃窦黏膜作快速尿素酶试验、组织学检查或者作 Hp 培养。

【治疗方案及原则】

1. 一般治疗

(1)消除病因:根除 Hp,禁用或慎用对胃黏膜有损伤的药物。

(2)注意饮食卫生。

2. 药物治疗

(1)对症治疗:如腹胀可用促动力药如吗丁啉;腹痛可以用抗胆碱能药如颠茄、山莨菪碱等药物。

(2)降低胃内酸度的药物:按作用途径主要有两大类。中和胃酸的药物,如氢氧化铝、氧化镁、复方胃舒平、乐得胃等。抑制胃酸分泌的药物,主要指 H_2 受体阻滞剂及质子泵抑制剂。

①H_2 受体阻滞剂(H_2RAs):西咪替丁 800mg 每晚一次;雷尼替丁 150mg 每日二次;法莫替丁 20mg 每日二次。

②质子泵抑制剂(PPIs):奥美拉唑 20mg 每日一次;兰索拉唑 30mg 每日一次;潘托拉唑 40mg 每日一次。

通常十二指肠溃疡治疗 2~4 周,胃溃疡治疗 4~6 周。

(3)胃黏膜保护药

①硫糖铝 1.0g 每日三次或每日四次(餐前 1h 及睡前)。

②胶体次枸橼酸铋 120mg 每日四次,三餐前半小时及睡前。

(4)根除 Hp 的药物:根除 Hp 可以减少或预防消化性溃疡的复发,常用药物有:阿莫西林、甲硝唑、替硝唑、克拉霉素、四环素及呋喃唑酮等;胶体铋剂既是胃黏膜保护药,也是有效的杀灭 Hp 药物;PPIs 和 H_2RAs 虽然是抑制胃酸分泌的药物,但与抗生素合用能提高 Hp 根除率。关于具体用法及治疗方案详见"幽门螺杆菌感染"一章。

（5）关于维持治疗问题：对于 Hp 阴性的消化性溃疡，如非甾体抗炎药相关性溃疡，在溃疡愈合后仍应适当维持治疗，一般用 H₂RAs，按每日剂量的半量维持，其维持时间视病情而定。

第十一章 功能性消化不良

【概述】

功能性消化不良又称非溃疡性消化不良,是一种病因未明的、未能发现器质性或全身性疾病的慢性、持续性或反复发作性上腹部症候群,因此它不是一个独立的疾病。其主要症状包括剑突下或胸骨后疼痛、上腹部不适、餐后饱胀、早饱、嗳气、反酸、烧心感、食欲不振、恶心、呕吐等。症状超过4周以上。

【诊断要点】

1. 临床表现:根据不同的临床表现,可分为以下四型。

(1)溃疡样型:表现为局限性上腹痛,疼痛可呈节律性,有时有饥饿痛,常伴嗳气、反酸等症状。

(2)运动障碍型:表现为上腹饱胀、餐后早饱感、嗳气、反酸、恶心、呕吐、食欲不佳等。

(3)反流样型:表现为剑突下及胸骨后疼痛、嗳气、反酸、烧心感。现已归入胃食管反流病。

(4)复合型:表现症状为非特异性。

临床症状可因生活不规律、情绪紧张、饮食不适、乙醇摄入、吸烟及服用吲哚美辛(消炎痛)等因素而加重。

2. 诊断标准

(1)上腹部胀痛、早饱、嗳气、反酸、恶心等症状持续4周以上,或在近一年内有上述症状至少3个月(但不一定持续)。

(2)内镜和(或)钡餐检查未发现胃、十二指肠溃疡、糜烂、肿瘤等器质性病变。

(3)实验室检查、B超及X线检查排除肝、胆、胰及肠道器质性病变。

(4)无糖尿病、风湿病及精神、神经性等全身性疾病。

(5)无腹部手术史。

(6)症状与排便无关。

(7)有条件单位可结合胃电图、胃排空功能等测定作出诊断。

【治疗】

1. 一般治疗:强调心理治疗,注意劳逸结合,避免过度紧张与焦虑情绪,避免烟酒、浓茶、咖啡等刺激物。

2. 药物治疗:药物治疗应根据不同的临床表现来进行,溃疡样型应给予抑酸剂或抗酸剂;运动障碍型应给予助动力药;以消化不良为主者应予助消化药;有幽门螺杆菌感染者应予根除,治疗方法见第十二章。

(1)抑酸和抗酸剂

①H$_2$受体阻滞剂:西咪替丁 400～800mg 每晚 1 次;雷尼替丁 150mg,每日 2 次;或法莫替丁 20mg,每日 2 次。

②质子泵抑制剂:如果患者有明显反酸,也可应用质子泵抑制剂,如奥美拉唑 20mg,每日 1 次;兰索拉唑 30mg,每日一次。

③抗酸剂:胃舒平 2 片,每日 3 次;乐得胃 2 片,每日 3 次。

(2)胃黏膜保护剂:硫糖铝 1.0g,每日 3 次。

(3)促动力药:莫沙比利(或西沙比利)5mg,每日 3 次;多潘立酮 10mg,每日 3 次。该类药物宜在饭前 15～30min 服用。

(4)其他辅助药物

①助消化药,如多酶片 2 片,每日 3 次;干酵母片 4 片,每日 3 次。

②维生素类,如维生素 B$_1$、维生素 B$_6$ 和维生素 E 等。

③酌情选用疏肝和胃的中成药制剂,例如胃苏冲剂 1 袋,每日 3 次。

由于本病表现为反复发作,因此治疗应以短期间断治疗(4～6 周)为主。在缓解期应调整生活方式及饮食习惯,使疗效巩固和持久。

第十二章　幽门螺杆菌感染

【概述】

幽门螺杆菌（Helicobacter pylori, Hp）是从胃黏膜中分离出来的一种弯曲样杆菌，现已确认与慢性胃炎、消化性溃疡病、低度恶性的胃黏膜相关淋巴组织（MALT）淋巴瘤和胃癌密切相关。Hp 是慢性胃炎和消化性溃疡的主要原因，根除 Hp 可以防止溃疡复发，世界卫生组织已将 Hp 定为胃癌的 I 类致癌因子。

【诊断要点】

Hp 感染无特异的临床症状和体征，诊断主要依靠以下检查。

1. 侵入性（胃镜检查、活检）检测方法

①快速尿素酶试验：利用 Hp 分泌尿素酶的生物特性，此为尿素酶依赖试验。

②Hp 培养（微需氧条件下培养）。

③组织学检查：通常用 Warthin-Starry 银染色、改良 Ciemsa 染色或 Gemnez 染色。

④分子生物学检查：包括 PCR 和原位杂交。

2. 非侵入性（非胃镜检查）检测方法

①血清学检查：测定血清中 Hp 抗体（IgG 和 IgA 抗体）。

②^{13}C（或 ^{14}C）-尿素呼气试验（尿素酶依赖试验）。

③^{15}N- 尿氨排泄试验（尿素酶依赖试验）。

④粪便 Hp 抗原检测。

【治疗方案及原则】

治疗中的两个中心问题是：①治疗适应证（谁应该治疗）；②治疗方案（如何治疗）。另一个重要问题是如何避免或减少 Hp 耐药菌株的产生。

1. 治疗适应证：1999 年中华消化病学会幽门螺杆菌学组关于 Hp 共识意见的若干问题决议中规定如下适应证：

（1）消化性溃疡：无论胃或十二指肠溃疡，活动或陈旧；

（2）低度恶性的胃黏膜相关淋巴组织（MALT）淋巴瘤；

（3）早期胃癌术后；

（4）胃炎伴有明显异常（指伴胃黏膜糜烂，中重度萎缩，中重度肠化，中重度

异型增生);

(5)计划长期使用或在使用NSAIDs;

(6)有胃癌家族史。

2. 治疗方案

(1)以铋剂为基础的方案

①胶体次枸橼酸铋每日480mg、四环素(或阿莫西林)每日1 000～2 000mg。甲硝唑每日800mg或替硝唑每日1 000mg,以上3药分2次或4次服用,疗程14d。

②胶体次枸橼酸铋每日480mg、克拉霉素每日500mg、甲硝唑每日800mg或呋喃唑酮每日200mg,以上三药分2次服用,疗程7d。

(2)以质子泵抑制剂为基础的方案

①奥美拉唑每日40mg或兰索拉唑每日60mg、阿莫西林每日2 000mg、甲硝唑每日800mg或替硝唑每日1 000mg,以上3药分2次服用,疗程7天。

②奥美拉唑每日40mg或兰索拉唑每日60mg、克拉霉素每日500mg、阿莫西林每日2 000mg或甲硝唑每日800mg或呋喃唑酮每日200mg,以上三药分2次服用,疗程7d。

注:分2次为早、晚餐后服,分4次为三餐后和睡前服。

(3)四联疗法:质子泵抑制剂＋含铋制剂的三联疗法。

此为一线治疗失败后的补救治疗方案,疗程为7d,抗生素剂量同上。

3. 治疗中的注意事项

(1)判断Hp是否根除必须在停药4周以后进行。

(2)治疗中应严格掌握适应证,治疗方案要正规,以避免Hp耐药菌株的产生。

(3)幽门螺杆菌菌株对甲硝唑(或替硝唑)和克拉霉素治疗前原发性或治疗后获得性耐药时,影响幽门螺杆菌的根除率。故治疗失败时,原则上不宜重复原方案。

(4)治疗后Hp在胃内的分布可发生改变(从胃窦到胃体、胃底移位),复查时应同时对胃窦、胃体黏膜作Hp检测,或应用 ^{14}C 或 ^{13}C-尿素呼气试验。

第十三章 胃 癌

胃癌是我国最常见的恶性肿瘤之一，但在不同地区其发病率不一。胃癌的病因尚未完全阐明。研究资料表明，胃癌的发生是环境因素和机体内在因素相互作用的结果。近年来的研究显示，幽门螺杆菌感染与胃癌的发生有密切关系。胃癌按其浸润胃壁的深度可分为早期和中晚期胃癌。前者癌组织限于黏膜、黏膜下层，而不管有无淋巴结转移；后者深达肌层和肌层以下。

【诊断】

1. 临床表现

（1）早期常无特异性症状，甚至毫无症状。随着肿瘤的发展，可出现上腹痛或不适、早饱、食欲减退、消瘦、乏力、恶心、呕吐及黑便等。贲门癌可有吞咽困难，胃窦癌可引起幽门梗阻。

（2）病程晚期可在上腹部扪及肿块。出现远处转移时，可扪及左锁骨上淋巴结、直肠前窝肿物及肝肿大，有时可出现腹水征。

2. 检查

（1）胃镜检查：胃镜检查不仅可直接观察到病变，并可在直视下取活组织进行病理检查。对病变仅局限于黏膜或黏膜下层的早期胃癌，有时诊断比较困难，需仔细观察识别，并作多点活检。

（2）X线钡餐检查：中晚期胃癌肿块型表现为突向腔内的不规则充盈缺损；溃疡型表现为位于胃轮廓内的龛影，边缘不整齐，有时呈半月型，周围黏膜皱襞有中断现象；浸润型表现为胃壁僵硬、蠕动消失、胃腔狭窄，黏膜皱襞消失，如整个胃受累则呈"革状胃"。早期胃癌病变多浅小，需注意识别。

（3）其他检查：怀疑有肝或后腹膜转移时，可进行B超和（或）CT检查。

【治疗】

1. 外科手术：手术仍是目前治疗胃癌的主要方法。如患者全身情况许可，又无明确的远处转移时，应争取手术切除。手术可分为根除性切除手术和姑息性手术两大类。

2. 化学治疗：化学治疗是胃癌综合性治疗的重要组成部分，主要作为手术的辅助治疗及晚期、复发患者的姑息治疗。目前多采用联合化疗。

（1）术后化学治疗的一般原则

①Ⅰ期胃癌作根治性胃切除后,一般不再给予化学治疗。

②其他各期胃癌根治性或非根治性胃切除术后,一般应给予联合化疗。

③化学治疗一般在术后2～4周开始,视患者一般情况及饮食恢复情况而定。

④用药剂量以不引起明显不良反应为原则。

(2)常用化疗药物:氟尿嘧啶、呋喃氟尿嘧啶、优福定、丝裂霉素 C、阿霉素、司莫司汀(甲环亚硝脲)、顺铂、阿糖胞苷、依托泊苷等。

(3)联合化学治疗:联合化疗方案种类繁多,一般以氟尿嘧啶和丝裂霉素 C 为基本药,常用的方案如下:

① MF 方案

丝裂霉素 C 8～10mg,静注,第 1 日;

氟尿嘧啶 500～750mg,静滴,第 1～5 日。

每 4 周重复一疗程。

② FAM 方案

氟尿嘧啶 500～750mg,静滴,每周 1 次;

丝裂霉素 C 8～10mg,静注,第 1 日。

每 6～8 周重复一疗程。

③ FAMeC 方案

FAM 方案中的丝裂霉素 C 改为司莫司汀 150mg,顿服,每 8 周为一个疗程。

④ EAP 方案

依托泊苷 120mg/m^2,静滴,第 4、5、6 日;

阿霉素 20mg/m^2,静滴,第 1、7 日;

顺铂 40mg/m^2,静滴,第 2、8 日。

每 4 周重复一疗程。

术后化疗期限一般要求 6 个月至 1 年。

(4)其他途径化学治疗:除全身化学治疗外,尚可进行腹腔内化学治疗、内镜下肿瘤局部注射化学治疗和动脉插管化学治疗。

3. 其他治疗:放射治疗和免疫治疗可作为胃癌的综合治疗措施。

第十四章　原发性胃淋巴瘤

原发性胃淋巴瘤是胃黏膜深层或黏膜下层淋巴组织发生的恶性肿瘤,绝大多数是 B 细胞来源的非霍奇金淋巴瘤。半数以上的胃原发性淋巴瘤属于胃黏膜相关淋巴组织淋巴瘤。

【诊断】

1. 临床表现:症状无特异性,中上腹痛常见,可有恶心、食欲不振、腹胀、嗳气。早期症状可不明显,后期常有贫血、黑便和体重下降,上腹部有时可扪及包块。

2. 检查

(1)胃镜检查:病变常位于胃窦或胃体部,早期病灶常为片状,边缘不规则,表面凹凸不整伴有多发性糜烂或浅溃疡。形态上可分为溃疡型、隆起型和皱襞肥厚型三种,但混合性表现的也相当多见。病灶表面常有糜烂、出血、结节隆起、浸润肥厚混杂而呈多彩性外观是胃淋巴瘤的形态特点。与胃癌区别点是,活检时病灶触之尚软和注气后胃壁伸展尚好。

(2)病理检查:本病诊断依靠病理,也是与胃癌鉴别的主要方法。因淋巴瘤起源于黏膜深层以下,活检确诊率仅 $60\%\sim70\%$,部分病例仍需在手术后得到诊断。活检应深取和多取,有条件时作圈套大块活检。对临床高度怀疑而活检阴性者仍应积极随访。

胃淋巴瘤分为低度、中度和高度恶性三种,并与预后相关。对原发性胃淋巴瘤的病期分类,尚无统一意见。

(3)X 线钡餐检查:与胃镜所见相似,表现为溃疡、隆起或浸润性皱襞肥大。病灶表面常有多数结节、糜烂,病灶周围常有肥大的黏膜皱襞,胃腔不狭窄,病灶处胃壁有一定柔软性和扩展性,可作为与胃癌的鉴别。

(4)粪便隐血试验。

(5)腹部 B 超检查、超声内镜或 CT 检查可发现胃壁增厚。也可发现腹部淋巴结和肝、脾有无转移灶。

(6)为排除继发性胃淋巴瘤,应作血常规、X 线胸片和腹部 B 超检查。必要时作腹部 CT 或磁共振扫描、骨髓穿刺涂片或活检。

(7)常需作幽门螺杆菌感染的检查。

3. 诊断标准

(1) 诊断前必须先排除继发性胃淋巴瘤,要严格符合下列五条标准:

①淋巴瘤只限于胃或其区域性淋巴结。

②浅表淋巴结不肿大。

③外周血白细胞计数和分类正常。

④胸片纵隔淋巴结不大。

⑤肝、脾无肿瘤。

晚期病例原发性和继发性的鉴别往往困难。

(2) 关于胃黏膜相关淋巴组织淋巴瘤:胃黏膜相关淋巴组织淋巴瘤是指起源于胃黏膜淋巴滤泡边缘带上 B 细胞的肿瘤,有特异的组织学征象:

①淋巴滤泡边缘带淋巴细胞(中心细胞样细胞)异常增殖。

②常有瘤细胞浸润腺体上皮,形成淋巴上皮病变。

③可向浆细胞分化。

本病发展缓慢,预后较好。

(3) 关于原发性胃霍奇金淋巴瘤十分罕见,诊断要慎重。

【治疗】

1. 手术切除。

2. 化学治疗或(和)放射治疗:常作为手术后辅助治疗或用于不能手术者和姑息手术者。化学治疗方案有:COPP(环磷酰胺＋长春新碱＋丙卡苄肼＋泼尼松)或 CHOP(环磷酰胺＋阿霉素＋长春新碱＋泼尼松)等。

3. 根除幽门螺杆菌治疗:对幽门螺杆菌阳性的胃黏膜相关淋巴组织淋巴瘤患者给予根除幽门螺杆菌治疗。

第十五章 胃 异 物

胃异物根据其来源可分为外源性、内源性及胃内形成的异物,如胃石症。

第一节 外源性异物

外源性胃异物系吞入的异物,其性质多种多样。意外吞入的有硬币、纽扣、钥匙、别针、首饰、假牙及儿童小玩具等。故意吞入或精神错乱者吞入的有铁钉、刀子、碎玻璃、钢笔、牙刷柄、体温计、餐具等。

【诊断】

1. 病史:详细询问病史。成人意外吞入者,对异物的名称和吞入时间比较清楚;儿童或故意吞入者,病史采集有一定困难。

2. 临床表现:小而光滑的异物可不产生任何症状,可自行从胃肠道随粪便排出体外。较大锐利的异物可引起幽门梗阻,损伤胃黏膜产生炎症、糜烂和溃疡,严重者可引起胃出血、穿孔及急性腹膜炎。胃内异物一般表现为上腹隐痛,如刺入胃壁内则引起剧烈疼痛。大的异物可引起幽门梗阻。有毒的重金属异物如汞可引起中毒症状。

3. 检查:怀疑吞入金属性异物或不透 X 线的异物,可作 X 线透视或拍摄腹部平片。内镜检查既可作出诊断,又可同时进行治疗。

【治疗】

取决于吞入异物的性质、病人有无临床症状及并发症、异物在胃肠道内的通过情况以及病人有无其他胃肠道疾患等情况。小而光滑的异物大多可随粪便排出,无需特别治疗,或仅令患者进食富含纤维的蔬菜,以包绕异物或口服石蜡油使异物容易通过肠腔。较大、不规则或锐利的异物一般不易自行排出,或易引起消化道损伤产生并发症,应根据情况进行内镜下钳取异物或行胃切开手术。对有毒的异物和含有潜在危险的异物应尽早、尽量在内镜下取出。

第二节 胃 石 症

胃石是指进食的某种食物或异物,既不能消化,又不能及时通过幽门,在胃内滞留并聚集而成团块,或与胃黏液凝结成硬块。根据胃石的成分不同,主要有下列几种。

1. 植物性胃石:是由植物中未消化的纤维素、半纤维素、木质素、鞣酸等形成,最常见的是胃柿石。空腹进食大量柿子,特别是未成熟或未去皮的柿子或大量进食黑枣、山楂、果仁等可形成胃石。

2. 毛石症:系吞食头发或兽毛,在胃内缠结而成,毛石内常混有食物残渣、脱落的上皮,并有细菌生长,故常有恶臭。

3. 混合性胃石:主要由毛发和植物纤维凝结而成。

【诊断】

1. 临床表现

(1)进食大量柿子后几小时到数日内出现类似急性胃炎的症状。如胃柿石不能排出,则出现慢性间歇性反复发作。常见症状为餐后上腹部不适、饱胀、隐痛,可伴有恶心、呕吐和口臭。体积较大的胃石,上腹部可有重压感。常见的并发症有幽门梗阻、胃黏膜糜烂、溃疡和出血,少数有贫血,偶可发生穿孔,胃石进入小肠可发生急性肠梗阻。

(2)少数病例上腹可扪及可移动的肿块。

2. 检查

(1)在胃充气立位腹部平片可显示不透光胃石影。透光胃石需作钡餐造影检查,表现为圆形、椭圆形或略不规则的充盈缺损,可随胃蠕动或触诊移动。

(2)胃镜检查不仅可观察到胃石的存在,还可能进行治疗。

【治疗】

1. 可从腹壁外用手按摩挤压使胃石破碎,或通过胃镜活检钳将结石捣碎,然后洗胃或给予泻剂将其排出。

2. 番木瓜酶、纤维素酶、乙酰半胱氨酸或碳酸氢钠液等口服可软化、分解或溶化胃石,配合胃镜下治疗可取得更好的疗效。

3. 促胃肠动力药如多潘立酮或西沙必利可用于胃石的辅助治疗。

4. 如伴有胃溃疡,胃石去除后常可自行愈合,亦可按一般溃疡病治疗。

第十六章　溃疡性结肠炎

【概述】

溃疡性结肠炎（UC）又称非特异性溃疡性结肠炎,是一种病因尚不十分清楚的直肠和结肠黏膜和黏膜下炎症,发病可能与感染、免疫和遗传因素有关。病变可累及直肠、结肠的一段或全结肠。临床表现取决于病程的长短、病变的范围和严重度。合理的治疗可以控制发作,维持缓解,防止复发。过去一直认为本病在我国发病较少,近年发现明显增多,为慢性腹泻主要病因之一。

【临床表现】

起病多缓慢,少数急骤,偶有呈暴发性者。病程多迁延,呈发作与缓解期交替,少数可持续并逐渐加重。

1. 消化系统表现:腹泻、便血和腹痛为最主要症状。重者腹胀、纳差、恶心呕吐,体检可发现左下腹压痛、出现肠型,可有腹肌紧张、反跳痛等。

2. 全身表现:可有发热、贫血、消瘦和低蛋白血症等。

3. 肠外表现:可有关节炎、结节性红斑、坏疽性脓皮病、口腔黏膜溃疡以及眼部、肝胆等系统受累。

4. 并发症包括中毒性巨结肠、大出血、穿孔、癌变等。

【诊断要点】

1. 临床表现:有持续或反复发作的腹泻、黏液脓血便伴腹痛、里急后重以及不同程度的全身症状,可有肠外表现。

2. 结肠镜检查:为确定诊断的最可靠方法,可见病变呈连续性、弥漫性分布,黏膜充血、水肿、脆性增加,易出血及脓性分泌物附着等炎症表现。重者有多发性糜烂或溃疡,慢性者结肠袋囊变浅或消失,可有假息肉或桥形黏膜等。

3. 钡灌肠:可见黏膜粗糙水肿、多发性细小充盈缺损、肠管短缩、袋囊消失呈铅管状等。

4. 黏膜活检或手术标本:可见黏膜有单核细胞浸润为主的炎症、糜烂、溃疡等,尚可见隐窝炎、隐窝脓肿。同时有腺体排列紊乱、萎缩,杯状细胞多减少,可见潘氏细胞化生。

在排除菌痢、阿米巴痢疾、肠结核等各型结肠炎的基础上,综合临床表现与结肠镜或钡灌肠检查可诊断本病,组织学改变对诊断十分有助。

5. 一个完整的诊断应包括其临床类型、严重程度、病变范围、病情分期及并发症。

(1)类型:有初发型、暴发型、慢性复发型、慢性持续型。初发型指无既往史而首次发作;暴发型指症状严重伴全身中毒性症状,可伴中毒性巨结肠、肠穿孔、脓毒血症等并发症。除暴发型外,各型可相互转化。

(2)临床严重程度分级:①轻度:患者腹泻每日 4 次以下,便血轻或无,无发热、脉搏加快或贫血,血沉正常;②中度:介于轻度和重度之间;③重度:腹泻每日 6 次以上,有明显黏液血便,体温在 37.5℃以上,脉搏在 90 次/分钟以上,血红蛋白<100g/L,血沉>30mm/h。

(3)病变范围:可为直肠、直乙结肠、左半结肠、全结肠、区域性结肠受累。

(4)病情分期:活动期、缓解期。

(5)肠外表现及并发症:如上所述。

【治疗方案及原则】

1. 活动期的治疗

(1)轻度 UC:可选用柳氮磺胺吡啶(SASP)制剂,每日 3～4g,分次口服;或用相当剂量的 5-氨基水杨酸(5-ASA)制剂。病变分布于远端结肠者可酌用 SASP 栓剂,0.5～1.0g,每日 2 次,或用相当剂量的 5-ASA 制剂灌肠。氢化可的松琥珀酸钠盐 100～200mg 保留灌肠,每晚 1 次。亦可用中药保留灌肠治疗。

(2)中度 UC:可用上述剂量水杨酸类制剂治疗,疗效不佳者,适当加量或改口服皮质类固醇激素,常用泼尼松 30～40mg/d,分次口服。

(3)重度 UC:①如患者尚未用过口服类固醇激素,可口服泼尼松龙 40～60mg/d,观察 7～10d,亦可直接静脉给药。已使用者,应静脉滴注氢化考的松 300mg/d 或甲基泼尼松龙 48mg/d。②肠外应用广谱抗生素控制肠道继发感染,如氨苄青霉素、硝基咪唑及喹诺酮类制剂。③应使患者卧床休息,适当输液、补充电解质,以防水电平衡紊乱。④便血量大、Hb90g/L 以下和持续出血不止者应考虑输血。⑤有营养不良、病情较重者可用要素饮食,病情严重者应予肠外营养。⑥静脉类固醇激素使用 7～10d 后无效者可考虑应用环孢素静滴,每天 2～4mg/kg 体重。由于药物的免疫抑制作用、肾脏毒性及其他副作用,应严格监测血药浓度,主张在少数医学中心使用。亦可考虑其他免疫抑制剂,剂量及用法参考药典和教科书。⑦如上述药物治疗疗效不佳,应及时予内、外科会诊,确定结肠切除手术的时机与方式。⑧慎用解痉剂及止泻剂,以避免诱发中毒性巨结肠。⑨密切监测患者生命体征及腹部体征变化,及早发现和处理并发症。

2. 缓解期的治疗:症状缓解后,维持治疗的时间至少 1 年,近年来愈来愈多的学者主张长期维持。一般认为类固醇激素无维持治疗效果,在症状缓解后逐渐减量,应尽可能过度到用 SASP 维持治疗。SASP 的维持治疗剂量一般为口服 1～3g/d,亦可用相当剂量的新型 5- 氨基水杨酸类药物。6-硫基嘌呤(6-MP)或硫唑嘌呤等用于对上述药物不能维持或对类固醇激素依赖者。

3. 手术治疗:大出血、穿孔、明确的或高度怀疑癌变者;重度 UC 伴中毒性巨结肠,静脉用药无效者;内科治疗症状顽固、体能下降、对类固醇激素耐药或依赖者应手术治疗。

4. 癌变的监测:病程 8～10 年以上的广泛性结肠炎及全结肠炎,病程 30～40 年以上的左半结肠炎、直乙结肠炎,应行监测性结肠镜检查,至少每 2 年 1 次。组织学检查如发现有异型增生者,更应密切随访。如为重度异型增生,一经确认应即行手术治疗。

第十七章 克罗恩病

【概述】

克罗恩病（CD）又名局限性肠炎，是一种原因未明的胃肠道慢性肉芽肿性炎症疾病。病变多见于末段回肠和邻近结肠。典型者呈节段性、跳跃性分布。临床表现取决于病变的部位和范围，有终生复发倾向，影响生活质量。本病在西方国家较多，我国发病较少，但随着人民生活水平提高和国民经济发展，其发病率明显增加。其与肠结核的鉴别属临床难题。

【临床表现】

起病大多隐匿、缓慢，病程漫长，呈活动期与缓解期交替，少数因并发症而表现为急腹症。

1. 消化系统表现：腹痛、腹泻、腹部肿块、瘘管形成与肛门直肠周围瘘管或脓肿等病变最为明显。腹痛多呈痉挛性，位于脐周或右下腹，腹泻多因肠道炎症渗出和吸收不良引起，瘘管与肛周病变属本病临床特征之一。

2. 全身表现：常有不同程度的发热、营养不良、儿童生长发育迟滞等。

3. 肠外表现：可累及全身多个系统，如杵状指（趾）、关节炎、结节性红斑、口腔黏膜溃疡、虹膜睫状体炎、胆管周围炎等。

4. 并发症表现：以肠梗阻最为多见，其次为腹腔脓肿、急性穿孔或大出血等；尚可有胆石症、尿路结石及脂肪肝等。

【诊断要点】

1. 临床表现：慢性起病、反复发作的右下腹痛或脐周腹痛、腹泻，可伴腹部肿块、肠瘘和肛门病变，以及发热、贫血、体重下降、发育迟缓等全身症状。阳性家族史有助于诊断。

2. 影像学检查：钡餐造影或钡剂灌肠可见肠管多发性、节段性炎症伴僵硬、狭窄、裂隙状溃疡、瘘管、假息肉形成及鹅卵石样改变等。必要时可结合进行B超、CT、核磁共振（MRI）检查以了解有无肠壁增厚、腹腔或盆腔脓肿等。

3. 内镜检查：可见肠管节段性、非对称性的黏膜炎症、纵形或阿弗他溃疡、鹅卵石样改变，可有肠腔狭窄和肠壁僵硬等。超声内镜有助于确定病变范围和深度，发现腹腔内肿块或脓肿。

4. 黏膜活检：活检可见裂隙状溃疡、结节病样肉芽肿、淋巴细胞聚集，而隐窝结构正常,杯状细胞无减少。

5. 手术切除标本:可见肠管局限性病变、跳跃式损害、鹅卵石样外观、肠腔狭窄、肠壁僵硬等,镜下除以上病变外,还可见透壁性炎症、肠壁水肿、纤维化以及系膜脂肪包绕病变肠段等改变,局部淋巴结亦可有肉芽肿形成。

根据临床表现、影像学、内镜及病理改变,可以确诊本病;若缺乏病理改变,可拟诊为本病;若仅临床表现符合属诊断可疑,应安排进一步检查;初发病例、临床难以确诊者应随访 3～6 个月。本病与肠结核鉴别困难,如缺乏上述典型表现,存在其他器官结核、鉴别诊断有困难者,可先行抗结核治疗,有手术指征者可行手术探查及病理检查。

6. 诊断确定后应参考腹泻、腹痛、便血、腹块及发热、贫血、营养不良、瘘管等表现判断疾病的活动度、严重度、病变范围和并发症。

【治疗方案和原则】

确定疾病的严重程度,按轻、中、重度采用不同的药物及治疗方法;活动期以控制症状为主要目标,缓解期则应继续控制发作,预防复发;根据病变范围选择不同药物和治疗方法。

1. 不同程度和活动度 CD 的治疗:参照 UC 的治疗方案。

2. 不同病变部位和范围选用药物原则:小肠 CD 主要选用类固醇激素;结肠型或回结肠型 CD 主要选用水杨酸类药物;现有水杨酸类缓释、控释剂亦可用于小肠 CD。药物用法与用量参照 UC 治疗。

3. 维持治疗时间:2 年以上甚至终生治疗。

4. 对类固醇激素与水杨酸类药物无效者,应尽早使用 6- 硫基嘌呤(6-MP) 1～1.5mg/(kg·d)或硫唑嘌呤 2mg/(kg·d),至少应用 3～6 个月,并密切观察防止骨髓抑制和脱发等毒副作用。

5. 有肠瘘和化脓性并发症时应及时加用抗生素,如甲硝唑 600～1200mg/d、诺氟沙星 600～800mg/d 和克拉霉素 500～1 000mg/d 等。

6. 时有营养不良、腹泻严重和瘘管的患者应酌用静脉营养或胃肠营养。

7. 支持和对症治疗:饮食宜少渣,无刺激,营养丰富;忌烟酒辛辣,注意纠正贫血和低蛋白血症;有腹痛与腹泻等情况时可酌情予解痉剂及止泻剂。

8. 手术治疗:大出血、穿孔、肠梗阻、难治性瘘管及腹腔脓肿形成应及时手术治疗,对顽固性 CD 手术指征应严格,切除范围宜保守。

第十八章　肠易激综合征

肠易激综合征是结肠的一种功能性疾病,非常多见。患者的结肠蠕动、环行肌收缩、黏液分泌等功能出现紊乱,导致各种症状。本病和精神因素有一定关系。

【诊断】

1. 临床表现

(1)病史和症状:有长期病史,发作和缓解交替。发作与劳累、情绪波动、抑郁、紧张等因素有关。腹泻时多为黄色稀便,有时伴黏液,黏液量可较多。可有便秘,粪便细小如羊粪状,便秘多伴有腹痛,后者可较剧烈。患者常有心悸、多汗、面目潮红、换气过度等自主神经功能紊乱的表现。

(2)体检:腹部沿结肠框有压痛,有时可触及部分结肠段呈条索状,该处有明显压痛。

2. 检查

(1)钡剂灌肠:结肠变细呈条索状,或节段性变细。结肠袋增多和加深。

(2)纤维结肠镜检查:结肠较敏感,易痉挛,无器质性病变。

(3)粪便检查:可有黏液,但无红细胞、白细胞,隐血试验阴性,无致病菌及原虫。

【治疗】

1. 一般治疗:饮食以少渣、易消化食物为主,避免刺激性食物和调味品。

2. 药物治疗

(1)镇静剂:氯氮䓬(利眠宁)5~10mg,每日3次。地西泮(安定)2.5~5mg,每日3次。

(2)解痉剂:溴丙胺太林15mg,每日3次。阿托品0.3mg,每日3次。

(3)止泻剂:洛哌丁胺2mg,每日3次;或复方洛哌丁胺1片,每日2~3次。

(4)便秘时,服大黄片2~4片,每日3次。

(5)对于腹泻和便秘交替、腹痛剧烈或顽固性难治的病例,可予匹维溴铵薄膜衣片(Dicetel)50mg,每日3次,本品为钙通道阻滞剂,对结肠有解痉作用。

第十九章　特发性假性肠梗阻

【概述】

假性肠梗阻(intestinal pseudoobstruction)是一组肠道肌肉神经病变引起的运动功能障碍性疾病。临床上主要表现为间断或持续性肠梗阻,缺乏机械性肠梗阻的证据。本病可分为原发性和继发性两种。后者多有原因可查,如累及肠道平滑肌的全身性疾病(如结缔组织病、神经系统疾病、内分泌疾病、药源性疾病、严重的电解质紊乱等)。原发性或特发性假性肠梗阻可分为家族性和非家族性两种。该病的病理基础是肠道平滑肌退行性变和肠壁肌间神经性变。临床上出现肠内容滞留、肠管扩张、细菌生长、吸收不良。

【临床表现】

1. 病史和症状:患者多有腹胀、腹痛、便秘或腹泻(有时为脂肪泻)、恶心、呕吐等表现。病变累及小肠者,症状以腹胀、腹痛、恶心、呕吐为主;病变累及结肠者,症状以腹胀、腹痛和便秘为主。

2. 体征:累及小肠者,患者常有腹部胀气、肠鸣音减弱、营养不良、舌炎等;累及结肠者则出现腹部膨隆(结肠扩张)、肠鸣音减弱。

【诊断要点】

1. 患者有肠梗阻表现而缺乏机械性肠梗阻的证据。

2. 影像学检查:立位腹部平片显示扩张的肠管及肠管内的液面。

3. 内镜检查:呕吐为主者可做上消化道内镜检查以排除幽门梗阻,便秘者应做肠镜检查以排除大肠肿瘤等器质性病变。

4. 有条件时,可做胃肠功能检查。

【治疗方案及原则】

1. 一般治疗:急性发作期应禁食、禁水,胃肠减压,补液以维持水、电解质平衡。非发作期可给予低乳糖、低纤维素和要素饮食。病情严重、病程较长者可给予胃肠外营养。

2. 药物治疗

(1)抑制肠道细菌过度生长,改善腹胀以及吸收不良等症状,如各种微生态制剂、抗厌氧菌药物等。

(2)促动力药物:根据患者的临床表现使用增强胃肠蠕动的药物,如西沙比利或莫沙比利等。

（3）有粪便梗阻者，可应用油类缓泻剂或小量低压灌肠，促进粪便排出。

（4）内镜减压：结肠性假性肠梗阻患者如腹胀严重，经上述治疗无效者，可采用结肠镜减压的办法缓解症状。

3. 手术治疗：慢性假性肠梗阻患者腹胀较重，内科治疗无效时，可考虑肠造瘘的办法缓解症状。病变局限者也可进行肠管节段性切除。

第二十章 吸收不良综合征

【概述】

吸收不良综合征(Malabsomtion syndrome)是因小肠营养成分吸收不足引起的一组症候群,可出现脂肪、蛋白质、碳水化合物以及维生素和微量元素的吸收障碍。吸收不良综合征患者可以出现一种或多种营养物质吸收不良。众所周知,消化与吸收是营养成分进入体内的两个相联系的过程,因而由于各种酶类缺乏,食物不能很好地被水解、乳化形成适合吸收的小分子时,会引起吸收障碍,而吸收不良时,胃肠道又不能把已消化好的营养成分吸收入身体,所以吸收不良综合征通常包括消化和吸收两个过程的功能缺陷。

【临床表现】

1. 症状:腹泻是该综合征的最常见症状。患者可有"脂肪泻",典型者粪便为糊状、量大、酸臭,粪便表面呈光亮的油脂样。碳水化合物消化吸收不良时,碳水化合物在结肠被细菌酵解产气,出现腹胀。电解质紊乱者,可出现肌无力(低钾)、手足抽搐(低钙)。蛋白质吸收障碍可引起疲劳、体重下降及水肿。铁或维生素吸收不良可引起舌炎、贫血和出血倾向。

2. 可有不同程度的营养不良表现,如消瘦、贫血、皮肤干燥、出血倾向及舌炎等。

【诊断要点】

1. 慢性腹泻、消瘦、营养不良者均应注意是否患有吸收不良综合征。

2. 既往史应注意以下病史的收集,如胃肠手术史、腹部放射治疗史、长期服药史、长期饮酒史、热带地区旅行史、其他消化道疾病史(如克罗恩病、白塞病、乳糖不耐受、慢性胰腺炎、结核病等)。

3. 血液检查:大细胞性贫血提示维生素 B_{12} 或叶酸缺乏,有条件时,应作血清叶酸和维生素 B_{12} 检测;小细胞性贫血常提示缺铁性贫血。

4. 血生化检查:低白蛋白血症提示小肠黏膜损伤或为失蛋白肠病;低钙、高磷、碱性磷酸酶升高常是骨软化的结果。

5. 粪便脂肪定量:24h 粪便脂肪定量>6g 即为脂肪吸收不良,若同时有相应的临床症状即可诊断吸收不良综合征。

6. 上胃肠钡剂造影:小肠吸收不良常表现为小肠黏膜皱襞增粗,呈雪片状,肠管扩张。应注意寻找提示病因学的征象,如手术后的盲襻、假性肠梗阻、淋巴瘤、结核等。

7. 小肠吸收功能检查:粪便苏丹Ⅲ染色阳性者,为脂肪滴。条件允许时,可做 ^{14}C 甘油三酯呼气试验、D-木糖试验、乳糖耐量试验、粪便氮定量试验或 ^{51}Cr-白蛋白试验。

8. 必要时可进行小肠黏膜活检。

【治疗方案及原则】

1. 病因治疗:一旦病因明确,多数在去除病因后疾病可自愈。

2. 支持疗法:病情轻者,可在控制脂肪摄入量(30g/d 左右)的情况下,每日给予足够热量(35kcal/kg)和高蛋白(1.2～1.5g/kg)摄入。注意维生素和微量元素的补充。贫血者应依据血液学检查结果,分别给予铁剂、叶酸和维生素 B_{12}。病情重者,应及时给予静脉补充营养。

第二十一章 肠 结 核

【概述】

肠结核（Intestinal tuberculosis）以中、青年人居多，常继发于肠外结核病灶，特别是排菌的肺结核，少数原发于肠道结核。本病可以因吞咽含结核杆菌的痰液而感染肠道，也有少数是通过血行播散或邻近脏器的结核病灶蔓延受累。肠结核好发于回盲部，少数累及结肠。肠道结核在病理形态上可表现为增殖型或溃疡型，临床上可见腹部包块，或出现肠梗阻。

【临床表现】

1. 症状：多数起病隐匿，早期常仅有慢性腹痛或排便习惯改变。直肠受累时，可有里急后重感。小肠受累时，可以有吸收不良表现。大多数患者可出现低热、盗汗、乏力、消瘦、食欲不振等结核中毒症状。患病后期常有肠梗阻、肠间瘘、肠穿孔，甚至肠道出血。

2. 体征：半数以上患者可有腹部包块（多在右下腹部），合并腹膜炎时，可有腹水。

【诊断要点】

1. 中、青年人，特别是女性患者出现如上所述的结核中毒症状和无明确原因的腹痛、腹部包块。

2. 小肠钡餐造影可见小肠黏膜紊乱、僵硬、缩短以及溃疡形成。

3. 结肠镜检查和活检对回盲部和结肠结核有重要参考价值。

4. 实验室检查示血沉增快、贫血，PPD（纯结核蛋白衍生物）试验阳性和抗结核抗体阳性。

5. 排除克罗恩病、肠道恶性肿瘤（特别是淋巴瘤）和肠道寄生虫感染。

【治疗方案及原则】

1. 支持疗法：休息、营养（高热量、高蛋白、足够的维生素补充），重者亦可行肠外或肠内营养疗法。

2. 抗结核治疗：用药的原则是足量、长疗程。初治者宜予三联抗结核药物：异烟肼 300mg/d，利福平 450～600mg/d，乙胺丁醇 750mg/d 或吡嗪酰胺 1.5g/d。复治者可采用四联疗法：除明确耐药者以外，仍可在上述三联药物的基础上，加用对氨基水杨酸钠 8～12g/d，静脉给药，或选用环丝氨酸 0.5～0.75g/d。上述药物治疗的疗程一般在 1.5 年以上。

第二十二章　结核性腹膜炎

【概述】

结核性腹膜炎(tuberculous peritonitis)系由结核杆菌引起的慢性、弥漫性腹膜炎症。本病多数是由肠结核、肠系膜淋巴结核或盆腔结核蔓延而来,少数来源于血行播散。腹膜结核的病理表现可分为渗出型、粘连型和干酪型,但临床上常常是混合存在。

【临床表现】

1. 症状:多数有缓慢发生的发热、乏力、消瘦、腹胀和排便习惯改变。病理上为渗出型者,多以腹胀为主;粘连型常以腹痛为主;干酪型则以全身中毒症状更为突出,如高热、腹痛、腹胀等。

2. 体征:渗出型多有腹部膨隆、移动性浊音;粘连型腹部可有揉面感(一种触及硬橡胶的感觉),也可扪到腹部包块,合并肠梗阻时可见到肠型,闻及高调肠鸣;干酪型可有恶液质样体质,腹部揉面感,也可出现肠瘘。

【诊断要点】

1. 中、青年,特别是女性发生逐渐加重的腹胀、腹痛、低热、乏力和消瘦。

2. 出现腹部揉面感、腹水或肠梗阻表现。

3. 血沉增快,贫血,PPD试验阳性。

4. 渗出性腹水。

5. 腹水的结核杆菌培养阳性或结核抗体阳性。

6. 腹膜穿刺找到干酪性肉芽肿。

7. 腹腔镜检查发现腹膜弥漫性、散在的粟粒状黄白色小结。

8. X线钡餐造影可发现同时存在的肠结核征象,超声波检查或CT可协助鉴别腹部包块性质(囊性还是实质性)。

9. 鉴别诊断有困难时,可考虑行剖腹探查。

10. 注意排除腹腔和盆腔的良、恶性肿瘤、肝硬化、心血管病变、甲状腺功能低下、慢性肾脏疾病等其他可引起腹水的疾病。

【治疗方案及原则】

1. 支持疗法:病情活动时,应卧床休息,其后视体力情况逐渐增加活动量。应进食高蛋白、高维生素饮食。无肠梗阻者可正常进食,有肠梗阻时应视胃肠道承受情况给予胃肠内或胃肠外营养。

2. 抗结核治疗：用药原则与肠结核相同。

3. 对症治疗：腹水过多有压迫症状时，可适量放腹水。为加快腹水的吸收，减少其后的粘连和缓解发热等中毒症状，也可在应用足量抗结核药物的同时，给予小剂量、短期的类固醇激素，如泼尼松龙 15mg/d。

第二十三章　伪膜性肠炎

【概述】

伪膜性肠炎主要是由难辨梭状芽胞菌（clostridium difficile）引起的结肠黏膜急性渗出性炎症，病变以散在的斑片状伪膜形成为特征。常发生于较长时间应用某些广谱抗生素、化疗、重症疾病或大手术后的住院患者。是常见的医院内感染性疾病。

【临床表现】

1. 病史：常见于较长时间服用抗生素的患者，在用抗生素期间或停药后不久发病。

2. 症状：突然出现不同程度腹泻，每日 3～20 次不等，多为黄绿色稀水便、奇臭，少数可为黏液血便，典型者粪便中可见漂浮膜状物。可伴有不同程度的下腹痛、腹胀，以及发热、乏力、低血压，甚至休克等中毒症状。

3. 体征：可有下腹部压痛，肠鸣音亢进，轻度脱水征，低血压等。

【诊断要点】

1. 典型表现：服用抗生素期间或停药后、腹部手术、肿瘤化疗等住院患者突然出现腹痛、腹泻者。

2. 粪便检查：肉眼观察可见粪水中漂浮膜状物，涂片革兰染色镜检见多量阳性粗大杆菌可作为快速筛选诊断。难辨梭状芽孢菌特异性荧光抗体检测阳性、PCR 检测难辨梭菌毒素 A 或 B 基因阳性、粪厌氧菌培养难辨梭状芽孢菌阳性均有助确诊。

3. X 线检查：腹部平片示肠麻痹或轻、中度结肠扩张。一般不主张钡剂灌肠检查，以免发生并发症。

4. 肠镜检查：电子或纤维肠镜可见结肠黏膜散在灶性或连续性充血水肿，斑片状黄白色伪膜形成，2～30mm 大小不等，略隆起于黏膜，周边充血红晕，不易剥离，剥离后可见糜烂、渗血。典型表现具有确诊意义。但疾病早期或治疗及时者，内镜改变轻微或不典型。

【治疗方案及原则】

1. 立即停用抗生素。

2. 恢复肠道正常菌群：轻型患者可用乳酸菌、双歧杆菌、酪酸菌等肠道微生态制剂,对病情危重不能口服的患者可采用正常人粪便滤液(10g 溶于生理盐水 200ml,多层纱布过滤),保留灌肠。

3. 针对难辨梭状芽孢菌:首选甲硝唑 200mg 口服,每日 2~4 次,共 7~10 天。或用万古霉素 250~500mg 口服,每日 4 次。

4. 对症治疗:补充血容量、纠正失水及酸中毒,视病情适当补充血浆或白蛋白等,必要时用升压药物。腹痛、腹泻一般不宜用抗胆碱能解痉剂或止痛剂,以免加重毒素吸收及诱发中毒性巨结肠。

第二十四章　消化道憩室

【概述】

消化道憩室是指不同原因造成消化道管壁局限性向腔外呈囊袋状膨出。憩室可发生于全消化道的任何部位，但以十二指肠憩室最常见，食管、结肠憩室次之，胃憩室较少见。按病因及病理形态可分为真性憩室和假性憩室两类。前者消化管壁全层膨出，多为先天性；后者膨出部分无肌层，仅有黏膜及黏膜下层或浆膜层，多为获得性。憩室的形成通常与消化道管壁局部肌层薄弱或缺损、管腔内压力增加、腔外周围组织粘连牵拉等因素有关。

【临床表现】

1. 消化道憩室的共同表现。

（1）绝大多数无症状，体检偶然发现。

（2）由于食物残留或粪便潴留，可引起憩室黏膜炎症、糜烂、溃疡，相应出现腹痛、消化道出血等症状，偶有穿孔者。消化道多发性憩室或较大憩室可出现腹胀、腹泻等类似盲袢综合征的表现。

2. 各部位憩室的特征表现

（1）食管憩室

①咽下部憩室（zenker 憩室）：是由于局部肌力薄弱所致的假性憩室。可有吞咽困难，潴留在憩室内的食物可反流入口腔，饭后及睡眠时易发生呛咳。饮水时有气过水声。体检时在颈根部可发现面团样肿物。

②食管中段憩室：多为真性憩室。潴留或并发憩室炎症时，可有胸骨后疼痛、烧心感或吞咽困难。

③食管下段憩室：多为假性憩室。常伴有膈疝、食管炎、贲门失弛缓症等。可有吞咽障碍，进食时胸骨后有停顿、阻塞感。可有烧心痛，胸骨后或心前区疼痛。

（2）胃憩室：胃憩室多为单发，75% 发生于胃后壁贲门附近小弯侧，其次为幽门前区。部分患者可有间歇性餐后上腹部或剑突下饱胀、嗳气、疼痛等，或伴有恶心、呕吐，多系食物在憩室囊内潴留所致，更换体位，症状可缓解。

（3）小肠憩室

①十二指肠憩室：好发于乏特壶腹周围，与该区有胰管、胆管和血管通过，且

肌层较薄弱有关。胰管、胆管开口可位于憩室内。可有上腹胀痛不适、恶心、嗳气等非特异性症状。憩室潴留、炎症黏膜肿胀可压迫胆管、胰管,引起胆管炎、胰腺炎。

②梅克尔憩室:位于末端回肠的真性憩室,是胚胎期卵黄管回肠端闭合不全所致。憩室本身多无症状,半数憩室内含异位组织,以胃黏膜最多见。异位胃黏膜可分泌胃酸和胃蛋白酶,引起憩室消化性溃疡,可合并不同程度出血,是青少年下消化道出血的常见病因。憩室潴留、肿胀可压迫小肠,诱发肠梗阻。

(4)结肠憩室:多见于老年人,在不同国家、地区憩室分布部位有差异。我国和亚裔国家多在右半结肠,欧美统计多发于乙状结肠、降结肠。绝大多数无临床症状,约20%的患者出现间歇性下腹胀痛、排便习惯改变、胀气等症状。也可发生憩室炎、糜烂、溃疡,导致肠道出血。

【诊断要点】

1. X线钡餐或钡灌肠检查:根据病史、症状作X线钡餐检查或钡灌肠检查。小肠钡灌肠检查有助于梅克尔憩室的诊断。

2. 内镜检查:根据病史、症状作胃镜、十二指肠镜、小肠镜、胶囊内镜和结肠镜检查,对憩室,尤其是对合并憩室炎、憩室出血的诊断有重大价值。

3. ^{99m}Tc扫描:有助于含异位胃黏膜梅克尔憩室出血的诊断。

【治疗方案与原则】

1. 治疗原则:消化道憩室无症状者不需治疗;一般有憩室炎或盲袢综合征症状者均应内科治疗,反复出血或大出血、梗阻、内科治疗无效、合并穿孔者,均应外科手术治疗。

2. 内科治疗措施

(1)食管憩室:症状明显或有食物潴留者可行体位引流,服用促动力药(如多潘立酮、西沙比利或莫沙比利等),憩室炎明显或合并反流性食管炎者可用抗酸剂(H_2受体阻滞剂或质子泵抑制剂)。

(2)胃十二指肠憩室:调节饮食,予易消化食物、餐后体位引流,也可给予黏膜保护剂、促动力剂,十二指肠憩室炎症明显者应予抗生素治疗。

(3)小肠憩室:可用肠道微生态制剂,梅克尔憩室出血可用质子泵抑制剂。

(4)结肠憩室:调节饮食,增加膳食纤维和口服肠道微生态制剂,憩室炎时应予抗生素治疗。

第二十五章 消化道息肉及息肉病

【概述】

消化道息肉泛指来源于黏膜上皮、隆起于黏膜表面、向腔内突出的赘生物。根据息肉所在部位的不同，分别称之为食管息肉、胃息肉、小肠息肉、大肠（结肠及直肠）息肉等，其中以胃息肉和大肠息肉最常见。按息肉的组织病理学可分为增生性、炎症性、错构瘤性、腺瘤性四类。按大体形态可分为有蒂、亚蒂和无蒂息肉。按息肉的数目可分为单发性、多发性及息肉病。多发性息肉有数十至100个以上息肉汇集，又可分为家族性与非家族性。

【临床表现】

1. 息肉的一般表现：息肉可因部位、大小、数目、有无合并症等而有不同的临床表现。

（1）早期或较小、单发的息肉多无明显症状，多因其他原因作检查时偶然发现。

（2）息肉可发生糜烂、溃疡、出血，临床上可出现消化道出血等表现，但出血量一般不大。体积较大的息肉可引起消化道阻塞，包括幽门梗阻、肠梗阻。肠息肉可诱发肠套叠。多发性胃肠息肉病或体积较大的息肉可表现为严重的腹泻及蛋白丢失性肠病。部分息肉可发生癌变，产生相应的症状。癌变率与息肉的组织类型、大小有关。腺瘤性息肉的癌变率较高，腺瘤大于2cm者癌变率达50%。

2. 胃肠道息肉病综合征的表现

（1）腺瘤性息肉病综合征

①家族性结肠息肉病：呈常染色体显性遗传。全结肠及直肠均可有多发腺瘤，数目从上百到数千不等，自黄豆大小至直径数厘米，多数有蒂。可伴有胃、十二指肠等部位的息肉。

②Gardner综合征：呈常染色体显性遗传。是一种伴有骨和软组织肿瘤的肠息肉病，息肉性质、分布与家族性结肠息肉病相似，但息肉数目较少（一般少于100个）。骨瘤主要见于头颅、上颌、下颌、蝶骨和四肢长骨；软组织肿瘤可为表皮样囊肿、皮脂囊肿、纤维瘤、纤维肉瘤、平滑肌瘤等，骨和软组织肿瘤可先于肠息肉出现，还可伴有甲状腺或肾上腺肿瘤。

③Turcot综合征：多为常染色体隐性遗传。除结肠多发性腺瘤之外，还有

中枢神经系统恶性肿瘤,包括神经胶质瘤或髓母细胞瘤。

(2)错构瘤性息肉病综合征:

①Peutz-Jeghers 综合征:又称色素斑-胃肠多发息肉综合征。为常染色体显性遗传。是伴有口唇或颊部黏膜、指趾皮肤色素斑的全胃肠道多发性息肉病。

②幼年性肠息肉病综合征:约半数有家族史,见于 10 岁以下儿童,但也可在成人期才作出诊断。息肉主要位于直肠、结肠,可累及胃和小肠。大多数为错构瘤性,可合并腺瘤及癌变。常伴有先天性畸形,如肠旋转不良、脐疝、脑水肿等。

③Cronkhite-Canada 综合征:为非遗传性消化道息肉,中年以后发病。其特点是息肉分布于整个胃肠道,临床上还可有蛋白丢失性肠病的表现以及脱发、指(趾)甲萎缩、皮肤色素沉着等表现。

【诊断要点】

1. 无症状或有相应的症状体征。

2. X 线钡剂检查:根据病史、症状作 X 线钡餐检查或钡灌肠检查,可检出胃、结肠息肉,气钡双重造影更清晰。小肠钡灌肠有助于小肠息肉诊断。

3. 内镜检查:内镜检查是消化道息肉诊断的最佳方法。根据病史、症状作胃镜、十二指肠镜、小肠镜或胶囊内镜、结肠镜检查。内镜检查除胶囊内镜外可同时作直视下黏膜活检,有助于与其他赘生物鉴别和了解息肉的组织学类型。此外,部分息肉可在内镜下摘除。

【治疗方案及原则】

1. 食管、胃、十二指肠或大肠的单个或多个散发息肉,不论是否是腺瘤性息肉,都应在内镜下切除并送病理检查。有蒂息肉可圈套后用高频电凝摘除,直径<2cm 的广基息肉可用 Nd:YAG 激光、微波或氩等离子凝固仪(APC)等烧灼凝固治疗。直径>2cm 的广基息肉也可分片圈套切割或 APC 治疗。内镜治疗困难者可作外科手术切除。腺瘤性息肉内镜治疗后要定期随访及内镜复查。

2. 胃肠道息肉综合征的治疗首先应考虑息肉有恶变的潜能,家族性结肠腺瘤性息肉病恶变率高,患者应尽早作全结肠切除术。错构瘤性息肉恶变率较低,一般予以对症治疗,仅在严重并发症如不能控制的出血或肠梗阻时才考虑手术治疗。

第二十六章 胃肠道类癌及类癌综合征

类癌是一种生长缓慢、具有恶变倾向的肿瘤,临床上较罕见。原发肿瘤多发生在胃肠道,尤以阑尾、直肠和回肠最多见。胰腺、胆道、支气管和卵巢等亦可为原发部位。类癌起源于肠嗜铬细胞,后者是胺前体摄取脱羧(APUD)细胞的一部分,因此类癌属于弥漫性神经内分泌肿瘤。类癌可产生多种生物活性胺和生物活性肽,包括血清素、缓激肽、组胺、儿茶酚胺和前列腺素等,其中血清素最重要。当这些生物活性物质大量释放入体循环时,临床上就可产生类癌综合征。

【诊断】

1. 临床表现

(1)胃肠道类癌在转移前或出现类癌综合征表现前较难诊断。多数病例是在剖腹手术时偶尔发现的。

(2)部分胃肠道类癌患者可呈急腹症表现,如阑尾类癌可表现为急性阑尾炎,小肠类癌可表现为肠梗阻或肠套叠;少数可表现为消化道出血或穿孔;亦可以腹部肿块为主要表现。肝转移者肝大,有疼痛和触痛,质硬,可触及结节。

(3)胃肠道类癌伴肝转移时,可出现类癌综合征。表现为阵发性(数分钟至数小时)皮肤潮红(起始于面、颈、胸部,然后扩展至身体其他部位)、腹痛、腹泻、哮喘样呼吸困难,病程长者有心瓣膜病变的症状和体征。

2. 检查

(1)血中血清素含量常上升至 $0.5\sim3\mu g/ml$(正常值为 $0.1\sim0.3\mu g/ml$)。

(2)每日尿中排出的 5-羟吲哚乙酸(5-HIAA)大于 15mg(正常值每日不超过 9mg),一般可高达 $30\sim600mg$。

3. 类癌的定位诊断

(1)X 线钡剂检查:根据病史、症状作 X 线钡餐检查或钡灌肠检查。小肠钡灌肠有助于小肠类癌的诊断。

(2)内镜检查:根据病史、症状作胃镜、胃-十二指肠镜、小肠镜或结肠镜检查。

(3)B 超和CT 主要用于肝转移的诊断。

(4)有类癌综合征表现而无肝转移者,应注意寻找支气管和卵巢部位的类癌,可作相应的检查。

【治疗】

1. 削减肿瘤总体积的治疗

(1)手术治疗：无转移的原发灶，手术切除最理想。有类癌综合征表现者，大多已有肝转移，手术根治的可能性较小。但当原发肿瘤较大或有肠梗阻、肠套叠等并发症时，尽管有肝转移，仍应设法手术治疗。

(2)肝动脉阻断和插管化学治疗：全身化学治疗疗效不佳。对已有肝转移的患者可经肝动脉插管局部化学治疗、栓塞治疗。常用的药物有链脲霉素、氟尿嘧啶、阿霉素、丝裂霉素和顺铂等。

2. 控制症状的药物治疗

(1)奥曲肽一般剂量为 $100 \sim 200 \mu g$，皮下注射，每日 3 次，可有效地减轻类癌综合征症状，对由于手术或肿瘤坏死释放大量介质所致的类癌危象有预防和治疗作用。部分患者经治疗后，肝转移病灶可缩小。

(2)对产生组胺的胃类癌，H_1 或 H_2 受体阻滞剂可减轻阵发性皮肤潮红。

(3)α 干扰素 100 万～300 万 u，肌注，每周 1～3 次，可使部分患者症状缓解，瘤体缩小。

第二十七章　胃肠道血管畸形和发育不良

　　近年来发现，血管病变是引起消化道出血的重要原因之一。这种病变可以是孤立的，也可多发，通常是血管本身的异常，但也可是某一系统性疾病或某一综合征的表现之一。其分类尚未统一。临床上以血管发育不良较为重要，其次为胃窦部血管扩张症（西瓜胃）和胃 Dieulafoy 病变。

　　胃肠道血管发育不良是一种不伴皮肤、全身血管病变或综合征的胃肠道黏膜血管扩张症。胃肠道血管发育不良的病因及发病机制尚未明了，可能与后天血管退行性变、黏膜慢性缺血有关。多见于老年人，男性较女性多见。病变可分布于胃和肠，其中以右半结肠和盲肠多见。

　　西瓜胃即胃窦部的血管扩张症，内镜下胃窦部可见辐射状纵行排列的红色条纹，因其类似于西瓜纹而得名。多见于老年人，女性较男性多见。

　　胃 Dieulafoy 病变，又名胃黏膜下恒径动脉。即动脉从肌层进入黏膜下层时，其口径未相应缩小、但无动脉瘤证据。多见于老年人，男性较女性多见。病变多位于胃体上部小弯侧和贲门下。

　　【诊断】

　　1. 临床表现：胃肠道血管畸形和发育不良的唯一临床表现是消化道出血，出血量多少不一。血管发育不良病变可分布于整个胃肠道，故可表现为呕吐、黑便和（或）便血，亦可仅有贫血表现而无明显消化道出血。胃窦部血管扩张症主要表现为缺铁性贫血，少部分患者有黑便史。胃 Dieulafoy 病变主要表现为上消化道大出血。

　　2. 检查：胃肠道血管畸形和发育不良的诊断主要依靠血管造影和内镜检查。

　　（1）血管造影是诊断血管发育不良的主要手段，特征性改变包括静脉早期充盈、不正常血管丛、肠壁内见排空延迟的扩张迂曲静脉。活动性出血时可见造影剂外溢。血管造影对胃窦部血管扩张症和胃 Dieulafoy 病变诊断帮助不大。

　　（2）内镜检查是诊断胃窦部血管扩张症、胃 Dieulafoy 病变和结肠血管发育不良的主要手段。胃窦部血管扩张可有西瓜纹样的典型表现；胃 Dieulafoy 病变识别较为困难，仔细观察可见到一小血管或突出的纤维蛋白凝块，其周边黏膜有糜烂；血管发育不良表现为点状、斑片状或蜘蛛痣样红色病变，与周围黏膜分界清楚,可高或不高出黏膜,呈单发或多发。剖腹手术中进行内镜检查,借镜端灯光对肠壁作透照,可显示血管病变。

【治疗】

1. 内镜下治疗:对内镜能到达部位的病变,可行内镜下电凝、激光或注射硬化剂等治疗。

2. 激素治疗:雄激素-孕激素疗法对肠道血管发育不良所致出血有一定疗效。可用雌二醇,每日 0.05mg 口服,合并炔诺酮,每日1mg,口服,疗程 1/2~2 年。其机制可能与增加血管内皮细胞完整性、改善微血管循环状态及凝血机制有关。

3. 手术治疗:手术治疗主要适用于难以内镜下治疗或内镜下治疗无效的出血患者,以及危及生命的大出血患者。由于胃肠道血管发育不良病变的广泛性,术后仍有一定的再出血发生率。

第二十八章　急性胰腺炎

【概述】

急性胰腺炎是胰酶在胰腺内被异常激活，导致胰腺自身消化的化学性炎症，以急性上腹痛和血清胰酶水平升高为主要表现，是临床常见急腹症之一。其分型按病理分为急性水肿性胰腺炎和急性出血坏死性胰腺炎，按临床表现分为轻型和重症两种。轻型胰腺炎症状轻，表现为胰腺水肿、病情自限、预后良好。约有 10%～20% 的患者进展为重症胰腺炎，表现为胰腺出血、坏死，可并发全身炎症反应和多脏器功能衰竭，死亡率很高。

【临床表现】

1. 急性轻型胰腺炎：腹痛为本病的主要表现，常发生在饱餐、高脂餐及饮酒后，同时伴有恶心、呕吐，呕吐后腹痛不缓解。多数患者可出现中等程度的发热，少数可有轻度黄疸。一般 3～5 天症状可以缓解。

2. 重症胰腺炎：如果腹痛、发热症状持续不缓解，应警惕重症胰腺炎的发生。患者随病情加重，可出现腹水、麻痹性肠梗阻、消化道出血、血压下降乃至休克。还可以出现各种局部及全身并发症，局部并发症包括胰内或胰周积液、胰腺脓肿、胰腺假性囊肿形成、胰性腹膜炎等。并发症可累及全身各脏器。

(1)神经系统：重症胰腺炎可出现神经精神症状，称为"胰性脑病"。主要表现为烦躁、谵妄、幻觉、定向障碍、甚至昏迷。

(2)呼吸系统：急性胰腺炎的肺和胸膜病变表现多样，患者可因腹痛导致呼吸变浅、膈肌抬高，还可出现胸痛、气急、咳嗽等症状。胸腔积液又称"胰性胸水"，两侧均可见，但左侧居多。严重者发生重度呼吸困难，导致成人呼吸窘迫综合征。

(3)循环系统：重症胰腺炎时心脏并发症很多，包括充血性心衰、心肌梗死、心律失常、心源性休克以及心包积液，甚至造成猝死。

(4)肾脏表现：急性胰腺炎可以导致肾脏损害，表现为少尿、血尿、蛋白尿和管型尿，肾功能衰竭则少见。

(5)其他：急性胰腺炎可以引起一过性血糖升高及糖耐量异常，随病情好转可以恢复。还可出现脾静脉血栓形成、脾包膜下血肿等。皮肤表现常发生在少数无痛性胰腺炎，可以作为首发症状，主要为脂肪坏死，见于皮下脂肪、腹膜后组织、胸膜、纵隔、心包等处。

【诊断要点】

1. 症状：急性起病，突发上腹痛伴恶心、呕吐、发热等，多与酗酒或饱餐有关。

2. 体征：腹部体征主要是上腹压痛，多位于左上腹，也可为全腹深压痛。重症可出现明显肌紧张。有胰性腹水时腹水征阳性，并可出现明显腹膜刺激征。胰周积液、胰腺脓肿、假性囊肿形成时上腹可扪及包块。麻痹性肠梗阻者可出现腹部膨隆、肠鸣音减弱或消失。腰部皮肤蓝棕色斑"Grey-Turner 征"及脐周蓝色斑"Cullen 征"，仅见于病情严重患者，发生率极低。

3. 辅助检查

（1）实验室检查

①血淀粉酶升高：对诊断很有意义，但其水平高低与病情轻重并不平行。

②血脂肪酶升高：敏感性与淀粉酶相当，但特异性优于淀粉酶，其临床应用逐渐普及。

③白细胞计数：急性胰腺炎患者白细胞计数可增高，并可出现核左移。

④其他：血糖升高、血钙降低等，持久的高血糖和低血钙往往提示预后不良。转氨酶、碱性磷酸酶及胆红素水平均可出现异常。

⑤尿淀粉酶：作为急性胰腺炎辅助检查项目。

（2）影像学检查

①X 线：胸片检查可有膈肌抬高、肺不张、胸腔积液及肺实质病变。腹部平片可有肠梗阻的表现。

②超声：腹部 B 超常常由于气体干扰使胰腺显示不清，但有助于判断是否有胆结石、胰管扩张、腹水。

③腹部 CT：CT 检查对胰腺病变程度（特别是重症胰腺炎）的判定、并发症的出现及鉴别诊断均有意义。

【治疗方案及原则】

1. 内科治疗

（1）禁食、胃肠减压。

（2）加强营养支持治疗，纠正水电解质平衡的紊乱。

（3）镇痛：常用 654-2 和度冷丁肌注，一般不用吗啡，因有可能使 Oddi 括约肌压力增高。

（4）抗生素治疗：目的是预防和控制感染，防止病情恶化。

（5）抑制胰腺分泌的药物：包括抗胆碱能药物、H_2 受体阻滞剂及生长抑素类似物等。

（6）胰酶抑制剂：多在发病早期应用。主要有加贝酯、抑肽酶。

（7）中药：大黄对急性胰腺炎有效。

2. 外科治疗

（1）不能明确诊断的急腹症患者需考虑剖腹探查。

（2）胰腺脓肿或假性囊肿形成、持续肠梗阻、腹腔内出血、可疑胃肠道穿孔等腹部并发症出现时，需手术治疗。

第二十九章　慢性胰腺炎

【概述】

慢性胰腺炎是指由各种不同因素造成胰腺实质和胰管的局部或弥漫性、持续进展性炎症、坏死和纤维化，最终腺泡和胰岛细胞萎缩消失，胰管狭窄、扩张和胰石形成，从而导致不可逆的胰腺组织结构破坏和内外分泌功能减退。国外以慢性酒精中毒为主要病因，而国内以胆道系统疾病为常见原因，其他可引起慢性胰腺炎的病因还有营养不良、高钙或高脂血症、胰腺创伤、胰腺分裂、遗传和免疫因素等，另外 10%～30% 病因仍不明，称为慢性特发性胰腺炎。

【临床表现】

慢性胰腺炎的临床表现轻重不一，早期可无症状，胰腺功能正常；中期以腹痛为主要表现，胰腺功能不全处于代偿期；晚期因胰腺广泛纤维化而出现胰腺功能失代偿表现：腹泻、吸收不良、消瘦和糖尿病。

1. 腹痛：腹痛是慢性胰腺炎最主要的症状，90%～100% 的患者均有不同程度的腹痛。疼痛多位于上腹部，病变在胰头以右上腹为主，在胰尾以左上腹为主，可放射至肩、背、胸及下腹部，伴恶心呕吐。头前倾膝曲位、俯卧位和坐位可缓解疼痛，仰卧位和进食后疼痛可加重。疼痛的原因可能是炎性产物对腹腔感觉神经纤维的刺激或梗阻所致的胰管内压力增高。

2. 腹泻：通常仅在胰腺外分泌功能丧失 90% 以上才出现蛋白质、脂肪及糖的吸收不良，主要表现为脂肪泻。每日排便次数增多，大便量多、稀软而酸臭，外观呈泡沫状，表面油腻并有油漂浮。严重时可伴有脂溶性维生素缺乏症。

3. 体重下降：一方面是由于吸收不良导致营养障碍，另一方面是因为恐惧进食后腹痛加重而厌食。大部分患者体重减轻。

4. 糖尿病：糖尿病是慢性胰腺炎最常见的并发症，多发生在腹痛持续数年之后，较少发生酮症昏迷。大约 1/3 的慢性胰腺炎患者为显性糖尿病，另 1/3 为糖耐量异常。一般至少 80% 的胰腺组织破坏才会出现糖尿病或糖耐量异常。

5. 其他并发症：慢性胰腺炎还可出现梗阻性黄疸、十二指肠狭窄、胰腺假性囊肿、胰源性胸腹水和脾静脉血栓形成等并发症。

【诊断要点】

1. 症状：上腹痛、腹泻（脂肪泻）及消瘦。

2. 体征：上腹压痛、体重下降。

3. 基本实验室检查：

（1）粪苏丹Ⅲ染色：阳性者为脂肪滴。显微镜下粪中脂肪滴>100个/高倍视野或肌肉纤维>10个/低倍视野。

（2）粪便弹力蛋白酶：正常值 $200\mu g/g$，慢性胰腺炎<$200\mu g/g$。

（3）血与尿淀粉酶：慢性胰腺炎可伴有血、尿淀粉酶升高，急性发作时血、尿淀粉酶明显升高。单一的尿淀粉酶升高仅作为辅助指标。

（4）空腹血糖升高或糖耐量异常。

（5）血清胆囊收缩素明显升高，血浆胰多肽明显下降。

4. 胰腺外分泌功能检查

（1）直接测定法：胰泌素-促胰酶素试验：本试验是诊断胰腺外分泌功能不全的金标准，敏感性为74%～90%，特异性为80%～90%。静脉注射胰泌素（1u/kg）和促胰酶素（1u/kg），60min内胰液分泌量<151ml，碳酸氢盐浓度<70mmol/L，碳酸氢盐排出量<11.3mmol；30min内淀粉酶排出量<131u/L，提示胰腺外分泌功能不全。

（2）间接测定法

① Lundh 试验（试餐试验）：口服标准餐后十二指肠液中胰蛋白酶浓度<61u/L为功能不全，在慢性胰腺炎患者中的阳性率达80%～90%。

② BT-PABA 试验（苯甲酰-酪氨酰-对氨基苯甲酸试验）：口服 BT-PABA 500mg，6h 尿 PABA 排出率>60% 为正常，<50% 提示功能不全；或口服 BT-PABA1 000mg 后 2h 血 PABA 浓度<$20\mu mol/L$ 也有意义。其对中重度慢性胰腺炎患者的敏感性达80%～90%，但对轻度或早期患者的敏感性很低。

③胰月桂酸试验：口服月桂酸荧光素，10h 时尿荧光素浓度<30% 为异常，本试验的敏感性及特异性略高于 BT-PABA 试验。

④呼气实验：^{13}C 标记的混合甘油三酯呼气实验是一种诊断胰腺外分泌功能不全敏感性89%而特异性91%的方法。本病患者呼气中 $^{13}CO_2$ 含量降低。

（3）粪便检验：72h 粪脂肪定量>6g/d（每天进食含 100g 脂肪的食物）、粪氮排出量>2g/d（每天进食含 70g 蛋白质的食物）、粪糜蛋白酶<5.6IU/g 粪便或粪弹性蛋白酶<100E$_1$/g 粪便均提示胰腺外分泌功能不全。其中粪糜蛋白酶测定敏感性为40%～90%，粪弹性蛋白酶敏感性及特异性均>90%。

5. 影像学检查

（1）X 线：30%～60% 的慢性胰腺炎患者腹部平片可见胰腺钙化或胰管结石。低张十二指肠造影可见胃向前移位、十二指肠肠圈增大、十二指肠内侧壁黏膜呈针刺状改变以及乳头肿大。

（2）超声

①腹部 B 超：胰腺形态不规则，局部或弥漫增大，晚期也可见萎缩。实质回声不均，可见局部强回声或点状钙化。胰管不规则扩张或管壁回声增强，结石可见强光团伴声影，假性囊肿可见液性暗区。其敏感性为 $50\% \sim 70\%$，特异性为 $80\% \sim 90\%$。

② EUS（内镜超声）：主要异常改变同腹部 B 超，但能更清楚地显示胰腺实质及胰管形态学改变。10% 的患者 ERCP 正常而 EUS 显示实质回声不均或管壁增厚，故 EUS 对早期轻微病变具有重要价值。

（3）CT：主要异常改变类同于腹部 B 超，但敏感性较高，可达 $75\% \sim 90\%$。

（4）ERCP（内镜逆行胰胆管造影）：胰管扭曲不规则、多发或弥漫性狭窄伴远端囊状扩张或呈串珠样改变，还可显示结石、胰腺分裂、交通性假性囊肿及胆管系统病变。早期患者可仅见分支胰管病变。在缺乏组织学证实的情况下，ERCP 目前仍是诊断慢性胰腺炎的形态学金标准，其敏感性和特异性分别为 90% 和 100%。根据胰管改变程度与范围，还可对慢性胰腺炎进行轻重分级。

（5）MRCP（磁共振胰胆管造影）：主要异常改变同 ERCP，但对分支胰管病变的显示逊于 ERCP、对小的钙化或结石显示不清。

（6）血管造影：主要用于与胰腺癌的鉴别诊断。慢性胰腺炎主要表现为胰腺动脉粗细不均呈串珠样；而胰腺癌可见动脉管壁不规则呈锯齿状、肿瘤血管丛状聚集、静脉受侵狭窄闭塞。

6. 组织学检查：B 超、CT 或 EUS 引导下细针穿刺吸引细胞学检查对假瘤型慢性胰腺炎与胰腺癌的鉴别具有重要价值。

【治疗方案及原则】

1. 内科治疗：慢性胰腺炎急性发作时按急性胰腺炎处理，发作缓解期保守治疗着重于消除病因、营养支持、控制腹痛、解除梗阻以及内外分泌功能替代治疗。

（1）消除病因：去除或减轻原发病因是治疗慢性胰腺炎的基础，如戒酒、去除胆道结石或解除胆道梗阻。

（2）营养支持：予以低脂、高蛋白及足够热量的易消化食物，必要时给予静脉营养或肠内营养治疗。严重脂肪泻患者可试用中链甘油三酯饮食。

（3）镇痛：严重疼痛的患者可用止痛剂，尽量选用小剂量非成瘾性止痛药。硫酸镁、H_2 受体阻滞剂、大量胰酶及生长抑素通过不同机制抑制胰腺分泌，对缓解疼痛均能起到一定的作用。顽固性剧烈疼痛者可选用 CT 或 EUS 引导下腹腔神经丛麻醉、阻滞或松解术。

（4）解除梗阻：经内镜乳头括约肌或胰管括约肌切开、副乳头切开、胰管括约肌扩张、胰管支架置入、胰管内外引流及胰管取石,可解除梗阻、减轻胰管内压力从而缓解疼痛。

(5)内外分泌功能替代治疗:主要是胰酶替代治疗,其中脂肪酶含量很重要。由于胰酶的活性与酸碱环境有关,最佳 pH 为>6.0,故具有抗酸作用的胰酶疗效最佳;联合 H_2 受体阻滞剂或质子泵抑制剂可提高疗效。

合并糖尿病者可予以胰岛素治疗,一般只需要较少剂量的胰岛素,应注意避免低血糖的发生。

2. 外科治疗:以内科治疗为主,外科手术应慎重。外科手术的主要适应证为内科治疗无效的顽固性疼痛和治疗并发症(梗阻性黄疸、十二指肠狭窄、胰腺假性囊肿、胰源性胸腹水和脾静脉血栓形成等)。合并胆道疾病时清除胆道病灶,合并胰腺癌或与其鉴别困难时可作手术治疗。手术方式可采用胰切除术、胰管减压及引流术、迷走神经或腹腔神经节切除术。

第三十章 胰 腺 癌

【概述】

胰腺癌是常见的胰腺恶性肿瘤,近年来发病率呈上升趋势。胰腺癌恶性度高,病程短,一般出现症状时已属晚期,并很快发生转移,侵犯邻近脏器。临床表现多样,缺乏特异性,早期诊断较困难,预后很差。

【临床表现】

1. 上腹胀满、不适、疼痛为最主要的临床症状。上腹不适出现较早,但限制进食量可以减轻症状,所以常被忽视。当肿瘤侵及后腹膜神经组织,病人出现腰背疼痛,有时呈束带感,弯腰、前倾、侧卧位稍可缓解,这种典型胰性腹痛体位说明肿瘤已属晚期。

2. 黄疸:胰头癌的重要症状,表现为进行性加重,可有轻度波动,但不会完全消退。有些患者常以无痛性黄疸为首发症状。

3. 体重减轻:在胰腺癌中表现最为突出,以体重快速、进行性下降为特点。

4. 症状性糖尿:胰腺癌患者可以在出现各种症状之前几个月表现出糖尿病征象,或原有糖尿病者突然病情加重,血糖难以控制,此时血糖突然无规则的改变可能是胰腺癌的首发症状。

5. 消化道出血:主要在上消化道,有黑便、呕血等症状,脾、门静脉瘤栓也可引起门脉高压造成大出血。

6. 血栓性静脉炎:胰腺癌患者可有血管血栓形成,多发于下肢,并可以此为首发症状。胰体、尾癌较胰头癌更多见。

7. 其他:由于长期顽固性腹痛,影响进食和睡眠,可有焦虑、抑郁、烦躁及人格改变等精神症状,可有小关节炎症以及皮下脂肪坏死,还可出现睾丸痛。

【诊断要点】

1. 症状:上腹不适、疼痛,明显的乏力和食欲不振,与体位(平卧位常加重)有关的腰背痛,进行性消瘦等。

2. 体征:黄疸可呈波动性并进行性加重,晚期可扪及上腹包块,常伴有明显压痛。梗阻性黄疸伴无痛性胆囊肿大,称为 Courvoisier 征,对胰头癌具有诊断意义。早期胰腺癌无特异性症状与体征。

3. 辅助检查

（1）实验室检查

①血清学检查：癌胚抗原（CEA）及糖抗原决定簇 CA19-9、CA242、CA50 联合检测，可提高试验的敏感性和特异性。

②胰腺外分泌功能检查：主要有粪便苏丹Ⅲ染色和尿 BT-PABA 试验，仅作为辅助性检查。

③一般检查：包括血、尿和粪便常规、肝功能、血糖、葡萄糖耐量等。

（2）影像学检查

①超声检查：B 超是最普遍的初步检查手段，对肝内外胆管有无扩张较为敏感。

②CT 检查：对胰腺癌检查的敏感性可达 90％，能明确肿瘤浸润范围及转移情况。

③MRI：可以作为 CT 检查的补充，MRCP（磁共振胰胆管造影）对胰腺癌的诊断与 ERCP 相似，而且无创、无并发症。

④ERCP：对胰腺癌的诊断优于 B 超和 CT，尤其是对胰头癌胰胆管浸润的显示最有价值。

⑤PTC（经皮肝穿刺胆道造影）：对梗阻性黄疸可明确胆道梗阻的部位及程度。有助于鉴别诊断。

⑥超声内镜：对诊断胰腺癌和周围血管的浸润均有价值，但尚未普及，而且影响因素较多。

（3）组织细胞学检查：B 超或 CT 引导下的细针穿刺，细胞学检查和组织病理检查特异性达 100％，几乎没有假阳性。

【治疗方案及原则】

胰腺癌临床确诊时多已属晚期，失去手术根治机会，而且对放化疗又不敏感，因此合理的综合治疗有望提高疗效，延长患者的生存期，提高生活质量。

1. 手术治疗：一旦确诊应积极争取手术根治。不能根治的，可行姑息性手术，目的是缓解黄疸或梗阻症状。

2. 放射治疗：可行术前、术中或术后放疗，对不能手术者可行姑息性放疗。放疗对晚期患者有止痛作用。

3. 化学治疗：胰腺癌对化疗不敏感，单药治疗疗效更差，因而主张联合化疗。常用的有 5-FU、阿霉素、丝裂霉素合用的 FAM 方案和联佐霉素、丝裂霉素、5-FU 合用的 SMF 方案。

4. 联合放化疗：5-FU 与放疗联合应用。

5. 免疫治疗：作为辅助治疗，临床常用的免疫制剂有左旋咪唑、胸腺肽、干扰素、香菇多糖等。

第三十一章　胰岛内分泌细胞瘤

胰岛内分泌细胞瘤较为少见，可分为功能性及非功能性两大类。功能性者能自主分泌多种生物活性肽或激素，产生临床症状多样的综合征。临床上主要有胃泌素瘤、胰岛素瘤和血管活性肠肽瘤等。胰岛素瘤和血管活性肠肽瘤大多位于胰腺，而胃泌素瘤仅半数位于胰腺，其余见于十二指肠、胃、空肠及其周围组织。胰岛内分泌细胞瘤有良性、恶性之分，但不能从细胞形态或包膜完整与否作出区分，判断良性、恶性的唯一标准是看肿瘤有无转移或浸润周围脏器。

【诊断】

1. 临床表现

（1）胃泌素瘤：表现为难治性多发性消化性溃疡，溃疡可发生于非典型位置，易发生出血、穿孔等并发症。在溃疡作胃大部切除术后、早期迅速出现吻合口溃疡。部分患者可有较严重的腹泻。

（2）胰岛素瘤：其临床表现是由于肿瘤释放了过量的胰岛素所致。典型症状为自发性低血糖，最常发生于空腹时，亦可发生于运动或劳累时，亦可因精神刺激、发热等而诱发。主要症状有两组，一是低血糖所引起的交感神经兴奋症状，表现为冷汗、心悸、面色苍白、四肢发凉、手抖、饥饿无力等；另一类为神经系统低血糖所引起，表现为头痛、头晕、视力模糊、精神恍惚、行为异常、意识不清等。低血糖发作时，血糖低于 2.8mmol/L（50mg/dl），摄入葡萄糖可使症状迅速缓解，这是胰岛素瘤的典型三联征。本病需与各种能引起空腹低血糖的疾病相鉴别。

（3）血管活性肠肽瘤：亦称为 WDHH 或 WDHA 综合征，即水泻、低钾、低酸或无酸。临床表现与肿瘤分泌的大量血管活性肠肽有关。长期而严重的霍乱样水泻是本病的特点。腹泻属分泌性，其特点为每日腹泻粪量超过 1L，禁食后仍不停止，粪便渗透压与血浆相近。患者每日的粪量 1～10L。大量水泻时，从粪便中丢失大量 K^+，引起严重低血钾。低酸或无酸亦是本病的特点之一。

2. 检查

（1）胃泌素瘤患者胃镜检查除消化性溃疡外，还可见胃黏膜肥厚，形成巨大的皱襞。胃液分析，胃酸明显增多，BAO 每小时在 15mmol 以上（胃大部切除术后 BAO 每小时超过 5mmol），BAO/MAO 比值大于 0.6。血清胃泌素升高，超过 230pmol/L（500pg/ml）。对于一些血清胃泌素升高未达此值而临床高度怀疑者,可行促胰泌素或钙激发试验。

(2)胰岛素瘤患者低血糖症状发作时,血糖低于2.8mmol/L,血清胰岛素含量升高(正常值低于25μIU/ml)。

3. 血管活性肠肽瘤患者粪便渗透压与血浆渗透压[(Na$^+$+K$^+$)×2]相近,常有严重低血钾。血浆血管活性肠肽测定值常超过200pg/ml(正常平均值为50pg/ml)。

4. 肿瘤的定位诊断:证实胰腺及其邻近组织中有肿瘤存在不仅有助于疾病的确诊,且可为手术创造条件。这类肿瘤的瘤体多较小,可为良性或恶性。

(1)B超检查:常规B超为首选检查,但B超检查很难检出直径小于1.5cm的肿瘤,而这类肿瘤的平均直径在2cm以下;B超的检出率一般在30%左右。B超对肝转移的检出有较大帮助。超声内镜检查、术中超声检查可进一步提高检出率。

(2)CT:腹部CT平扫对肿瘤的检出率也仅有30%~40%,增强扫描能提高检出率。

(3)选择性腹腔动脉造影:对定位诊断有较大价值,其检出率为50%~90%。

【治疗】

1. 手术治疗:对诊断明确、肿瘤已定位、无远处转移的患者,应将手术切除肿瘤作为首选治疗。

2. 未能手术切除肿瘤患者的治疗

(1)奥曲肽对胃泌素瘤、胰岛素瘤和血管活性肠肽瘤等分泌激素有抑制作用,抑制胃酸分泌,使临床症状缓解。但抑制肿瘤生长的效果欠佳。用量为100~200μg,皮下注射,每日2~3次。

(2)控制胃泌素瘤患者的高胃酸分泌

①H$_2$受体阻滞剂和质子泵抑制剂:所用剂量较常规剂量大2~6倍。质子泵抑制剂抑制酸分泌作用强大、长效,目前已将其作为首选药物。奥美拉唑60mg,每日1次作为初始剂量,根据胃酸控制情况作相应增减,每日剂量在80mg以上时分2次给药。西咪替丁、雷尼替丁或法莫替丁亦可选用,需每日4~6次给药。

②全胃切除术:目前主要适用于已有广泛转移、积极内科治疗无效或不能(不愿)长期服药治疗者。

3. 恶性胰岛内分泌细胞瘤的治疗:对已有转移而未能手术清除转移灶的患者应予化学治疗。常用的药物有链脲霉素、氟尿嘧啶和阿霉素等。

(1)链脲霉素500mg/m^2,第1~5日使用;氟尿嘧啶400mg/m^2,第1~5日

使用；阿霉素 $50mg/m^2$，每一疗程用 2 次（第 1、3 周的第 1 日各用 1 次）。上述药物为静脉给药，6 周为一疗程。

（2）对肝转移者，除应用全身化学治疗外，还可行肝动脉插管化学治疗、栓塞治疗。

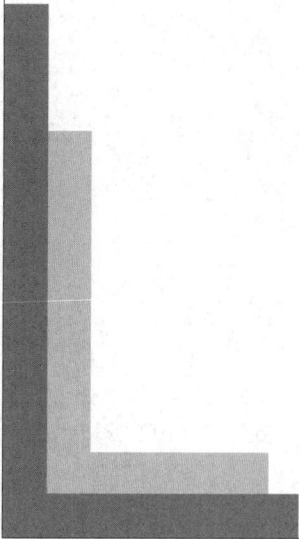

下篇　肝脏疾病

第一章 肝 硬 化

【概述】

肝硬化是指各种病因所致的弥漫性肝脏纤维化伴肝小叶结构破坏及假小叶形成。它不是一个独立的疾病,而是许多慢性肝病的共同结局。在临床上主要表现为肝细胞功能障碍(如血清白蛋白降低、胆红素升高、凝血酶原时间延长)及门脉高压症(如食管胃底静脉曲张、脾大及脾功能亢进),晚期则可出现食管胃底静脉曲张破裂出血、肝性脑病、腹水、自发性腹膜炎及肝肾综合征等,部分病人可发生原发性肝细胞癌。肝硬化的病因多样,包括慢性病毒性肝炎、化学性肝损伤(酒精性、药物性及其它化学毒物所致)、自身免疫性、胆汁淤积性、遗传代谢性等。在我国肝硬化的最主要病因为慢性乙型肝炎病毒感染,而酒精性肝硬化也有明显增高趋势。

【临床表现】

1. 临床症状和体征:肝硬化一般由慢性肝炎发展而来,往往起病缓慢,症状隐匿。症状包括食欲减退、体重减轻、乏力、腹泻、腹痛、皮肤瘙痒。主要体征有低热、面容黧黑、蜘蛛痣、肝掌、黄疸、下肢水肿、腹水、胸水(5%~10%的肝硬化患者可出现中等量胸水,以右侧多见)、腹壁静脉曲张、脾脏肿大,早期肝脏可触及、晚期因肝脏萎缩而触不到。

2. 辅助检查

(1)肝功能检查:肝硬化初期肝功能检查无特殊改变或仅有慢性肝炎的表现,如转氨酶升高等。随肝硬化发展、肝功能储备减少,则可有肝硬化相关的变化,如 AST>ALT,白蛋白降低、胆碱酯酶活力降低、胆红素升高。

(2)血液学:肝硬化时因营养不良、吸收障碍以至叶酸、维生素 B_{12}、铁等减少,失代偿期对维生素 B_{12} 贮备减少,均可致大细胞性或小细胞性贫血。如发生脾大脾功能亢进,则可有全血细胞减少,但多以白细胞及血小板减少明显。由于肝脏合成的凝血因子减少可有凝血酶原时间延长凝血酶原活动度降低。

(3)影像学检查:B 超见肝脏缩小,肝表面明显凹凸不平,锯齿状或波浪状,肝边缘变纯,肝实质回声不均、增强,呈结节状,门静脉和脾门静脉内径增宽,肝静脉变细、扭曲,粗细不均,腹腔内可见液性暗区。CT 诊断肝硬化的敏感性与 B

超所见相似,但对早期发现肝细胞癌更有价值。MRI 对肝硬化的诊断价值与CT 相似,但在肝硬化合并囊肿、血管瘤或肝细胞癌时,MRI 具有较大的鉴别诊断价值。

(4)上消化道内镜或钡餐 X 线食管造影检查:可发现食管胃底静脉曲张的有无及严重程度。一般认为,如果首次检查无食管胃底静脉曲张,可在 2 年后复查;如果首次检查发现轻度或中度静脉曲张则应每年复查一次,以观察其进展情况并适时给于相应的治疗。

(5)病理学检查:肝穿病理组织学检查仍为诊断肝硬化的金标准,特别是肝硬化前期(S$_3$ 期)、早期肝硬化(S$_4$ 期)如不作肝穿病理检查,临床上往往不易确定。肝组织学检查对肝硬化的病因诊断亦有较大的帮助。但有明显凝血机制障碍及大量腹水者应慎重。

【诊断要点】

1. 依据是否尚合并存在活动性肝炎,肝脏功能有否衰竭,门脉高压是否已经形成,临床症状及体征有较大差异。临床上常区别代偿期肝硬化及失代偿期肝硬化,按 2000 年中华医学会制定的全国防治方案,其诊断要点为:

(1)代偿性肝硬化:指早期肝硬化,一般属 Child-Pugh A 级。虽可有轻度乏力、食欲减少或腹胀症状,但无明显肝功能衰竭表现。血清蛋白降低,但仍≥35g/L,胆红素<35μmol/L,凝血酶原活动度多大于 60%。血清 ALT 及 AST 轻度升高,AST 可高于 ALT,γ-谷氨酰转肽酶可轻度升高,可有门静脉高压症,如轻度食管静脉曲张,但无腹水、肝性脑病或上消化道出血。

(2)失代偿性肝硬化:指中晚期肝硬化,一般属 Child-Pugh B、C 级。有明显肝功能异常及失代偿征象,如血清白蛋白<35g/L,A/G<1.0,明显黄疸,胆红素>35μmol/L,ALT 和 AST 升高,凝血酶原活动度<60%。患者可出现腹水、肝性脑病及门静脉高压症引起的食管、胃底静脉明显曲张或破裂出血。

2. 根据肝脏炎症活动情况,可将肝硬化区分为:

(1)活动性肝硬化:慢性肝炎的临床表现依然存在,特别是 ALT 升高;黄疸,白蛋白水平下降,肝质地变硬,脾进行性增大,并伴门静脉高压征。

(2)静止性肝硬化:ALT 正常,无明显黄疸,肝质地硬,脾大,伴有门静脉高压征,血清白蛋白水平低。

3. 肝脏功能储备的评估:为了评估肝脏功能储备是否良好以有助于判断预后及预测对手术的耐受性,多采用 Child-Pugh 肝功能分级方案:

表1-1　**Child-Pugh 肝功能分级**

临床及系列化测定	异常程度的分数		
	1	2	3
脑病	无	1～2度	3～4度
腹水	无	轻	中等
白蛋白（g/dl）	>3.5	2.8～3.5	<2.8
凝血酶原时间（延长秒数）	<4	4～6	>6
胆红素（mg/dl）	<2	2～3	>3
PBC 时胆红素	1～4	4～10	>10

注：5～6为A级，7～9分为B级，10～15为C级

【治疗方案及原则】

肝硬化的治疗是综合性的。首先应去除治疗各种导致肝硬化的病因。对于已经发生的肝硬化则给予：①一般支持疗法；②抗纤维化的治疗；③并发症的治疗。

1. 去除致病因素　对于已经明确病因的肝硬化，应去除病因。例如，酒精性肝硬化者必须绝对戒酒。其他病因所致肝硬化亦应禁酒；有血吸虫病感染史者应予抗血吸虫治疗；对于血中乙肝标志物及 HBVDNA 有活动性复制者，可视情况给予抗乙肝病毒治疗。对于有先天性代谢性肝疾患者应给予相应的特殊治疗（如对肝豆状核变性进行驱铜治疗）。

2. 一般支持疗法　肝硬化患者往往全身营养状况差，支持疗法目的在于恢复全身情况，供给肝脏足够的营养以利于肝细胞的修复、再生。

（1）休息：代偿期的肝硬化可适当工作或劳动，但应注意劳逸结合，以不感疲劳为度。肝硬化失代偿期应停止工作，休息乃至基本卧床休息。但长期卧床有可能导致全身肌肉废用性萎缩，影响生活质量。

（2）饮食：肝硬化患者的饮食原则上应是高热量、足够的蛋白质、限制钠摄入、充足的维生素。每日应供给热量 25～35 卡／公斤体重，蛋白饮食以每日 1～1.5g/kg 体重为宜，其余的热量由糖类和脂肪供给（比例 60：40）。可食用瘦肉、鱼肉、鸡肉、豆制品及乳类，食物应少含动物脂肪。宜吃富含维生素的蔬菜、水果，必要时口服复合维生素制剂。对有肝性脑病前驱症状者，应暂时限制蛋白摄入。但长期极低蛋白饮食及长期卧床可导致肌肉总量减少，因而降低肝外组织（主要是肌肉）清除血氨的能力，反而更易发生肝性脑病。有食管静脉曲张者应避免坚硬粗糙的食物以免损伤食管黏膜引起出血。因肝硬化患者多有水钠潴留，故应少盐饮食，尤其有腹水者更应限制钠的摄入。

3. 肝硬化并发症（腹水、脑病、肝肾综合征、自发性腹膜炎及食管胃底静脉曲张等）的治疗参见有关章节。

4. 肝癌的监测和随访 对于所有肝硬化患者均应进行原发性肝癌的监测和随访。根据国内外经验，一般应至少每4～6个月进行一次肝脏B超检查及血清甲胎蛋白测定。

第二章　肝硬化腹水

【概述】

　　腹水是失代偿期肝硬化病人的常见体征,正常人腹腔有少量液体,对内脏起润滑作用;腹腔内积聚的液体大于200ml时为腹水,大于1000ml则叩诊有移动性浊音。其严重程度和对利尿剂的反应,与肝肾功能损伤程度密切相关。其发病机制复杂,由多种因素引起,如门脉高压、低蛋白血症、内分泌因素及肾功能不良等,因此常需综合治疗。且治疗困难,易反复发作,最终可因继发感染及肝肾功能衰竭等并发症而危及生命,故亦是判断病情及预后的一个指标。

【临床表现】

　　1. 有肝硬化的病史及引起肝硬化的原因。临床常见的肝硬化有肝炎肝硬化(如慢性乙型肝炎肝硬化或慢性丙型肝炎肝硬化)、酒精性肝硬化(病人有多年酗酒的历史)及寄生虫病引起的肝硬化(如血吸虫病引起的肝硬化)等。

　　2. 有失代偿期肝硬化的临床表现,如乏力,食欲不振、腹胀等消化道症状;有肝病面容、肝掌、蜘蛛痣及肝脾大。严重病人可有黄疸、出血及肝性脑病等表现。

　　3. 腹部叩诊有移动性浊音。少量腹水可无明显症状,腹水增多时可有尿量减少、浮肿、腹胀、压迫膈肌引起呼吸困难。

【诊断要点】

　　1. 症状:上述失代偿期肝硬化病人,出现以下症状。

　　(1)尿量较平日减少,严重者可出现少尿(一日尿量少于500ml),甚至无尿(一日尿量少于50ml)。

　　(2)有浮肿,表现为眼睑、面部、下肢及全身水肿;严重者可有心力衰竭、肺水肿甚至脑水肿,出现心慌、气短、呼吸困难、不能平卧或程度不等的意识障碍。

　　2. 体征

　　(1)腹部膨隆,触诊有波动感,腹部移动性浊音阳性。

　　(2)大量腹水时可有颈静脉充盈及腹壁静脉曲张。

　　(3)如有继发感染则可有体温升高、腹部有肌紧张、压痛及反跳痛。

　　(4)部分病例可伴有胸水,以右侧为多,胸部叩诊为浊音,呼吸音减弱。

　　3. 辅助检查

（1）B型超声波检查，有肝硬化征象，同时可检出腹水并协助估计腹水量。

（2）腹腔穿刺可抽出腹水，并可行常规及病原学检测，以确定腹水为渗出液、漏出液或癌性腹水。

（3）化验检查

1）病人有血清白蛋白降低。肝功能检查如有转氨酶及胆红素升高为活动性肝硬化，如肝功能基本正常，则为静止性肝硬化。

2）腹水检查：腹水渗出液和漏出液的区别见表2-1。

表 2-1　渗出液和漏出液的区别

	漏出液	渗出液
外观	清亮	混浊
凝固性	不凝固	可凝固
比重	低于 1.018	高于 1.018
Rivalta 试验	阴性	阳性
蛋白定量	低于 25g/L	高于 30g/L
细胞数	常小于 0.1×10^9/L，主要为间皮细胞	常大于 0.5×10^9/L，以中性粒细胞（化脓性细菌）或淋巴细胞为主（结核或肿瘤）
LDH	小于 200IU	大于 200IU
腹水 / 血清 LDH	小于 0.6	大于 0.6
细菌检查	阴性	阳性

【治疗方案及原则】

1. 控制水钠的入量：水潴留是由钠潴留引起，故控制钠的摄入更重要。视腹水量及尿量多少，予以低盐或无盐饮食。每日钠摄入量的限制分三个等级，严格限制为每日 500mg，稍宽为 1000mg，宽限为 1500mg。如钠盐控制较好，则液体量不必过份限制，但如有稀释性低钠血征，则需限制液体量。

2. 促进水钠排出

（1）应用利尿药

1）利尿药有四种：①噻嗪类利尿药如氢氯噻嗪（又名双氢克尿噻），有较强的利尿排钾作用。②储钾利尿药如螺内酯（又名安体舒通），利尿效应起效较慢，有保钾作用。③髓袢利尿药，又称高效利尿药，利尿作用强。如呋噻米（速尿）及丁尿胺或利尿酸钠。④渗透性利尿药，又称脱水药，有利尿、扩充血容量及防治肾功能衰竭的作用，如甘露醇。

2）利尿药的合理应用：①应循序渐进，不宜操之过急，先用温和作用后用强作用的利尿药，先用小剂量后增加剂量。过强利尿作用非但不能消除腹水，反而使循环血容量徒然大量丢失,促进肝肾综合征的发生。②联合用药可提高利尿效果及减少剂量和药物不良反应。可联合应用不同类利尿药,如排钾(如氢氯噻嗪)与储钾利尿药(如螺内酯)联合应用,可明显增强利尿效果,且一般不需补钾。必要时可与髓袢利尿剂(呋噻米)合用。③长期连续应用利尿剂,易引起水、电解质平衡失调且可影响利尿效果,故最好间断用药,并需每1～2周观察血电解质变化。

3)常用剂量及方法:①氢氯噻嗪初始剂量为50～100mg/d,分2次口服,起效后减量为25～50mg/d,可连续或间断服用。②最好与螺内酯联合应用,螺内酯40～120mg/d,分次口服,其起效较晚,用药2～3日后才开始出现利尿效应。效果不好可逐渐增加剂量。③呋噻米利尿作用强,用上药无效时可加用。首次应用从小剂量(20mg)开始,可口服,肌注或静注疗效更佳。增加剂量可增加疗效。主要副作用是水、电解质平衡失调。

(2)导泻疗法:利尿药效果不显著而腹水难以消退者可试用,使储留的水分从肠道排出。口服25%山梨醇或20%甘露醇,每次100ml,2～3次/日;或用中药大黄煎剂或番泻叶,但不宜长期应用。全身情况差、病情严重或有出血、电解质紊乱等并发症者亦不宜应用。

(3)放腹水及腹水浓缩回输:对利尿药疗效差的大量腹水患者,腹穿放腹水(一次2000～3000ml),可减轻症状。亦可每次放4000～6000ml,后立即静脉输入白蛋白10g/2000ml;或行腹水浓缩回输术。

3. 纠正低蛋白血症及补充有效循环血容量的不足　可静脉输入人血白蛋白、血浆或低分子右旋糖酐,补充量视腹水量及血浆白蛋白降低的程度决定,白蛋白一般以10～20g/日为宜。严重低蛋白血症者可增加剂量;亦可与血浆交替应用。纠正低蛋白血症亦不能操之过急,一次用量不能过大,滴速要慢,以免引起肝静脉压急剧升高而诱发门静脉高压,引起食道胃底曲张静脉破裂大出血。亦可静脉补充以支链氨基酸为主的复合氨基酸,有助于白蛋白合成及防治肝性脑病。

4. 顽固性腹水的治疗　顽固性腹水又称重度腹水、难治性腹水或抗利尿剂性腹水,其特点是腹水量多,持续时间长(大于3个月),无自发性利尿反应和利尿效应(螺内酯400mg/d或呋塞米160mg/d治疗无效),常伴有明显低蛋白血症、低钠血症、腹腔感染或肾功能衰竭,提示病情严重及预后不良。其治疗如下:

(1)积极合理的利尿:一般利尿药难以奏效,可利尿药、扩充血容量及血管扩张剂联合应用。静脉输入白蛋白、血浆或低分子右旋糖酐,20%甘露醇静脉输入既可扩充血容量,又有较强的脱水利尿作用。在上述治疗同时或稍后,静脉注射血管扩张剂多巴胺(每次20～40mg,以0.2～0.3mg/min速度静脉滴注)及利尿剂呋塞米 40mg；亦可腹腔注入。同时要限制钠及液体量。

（2）前列腺素 1（PGE₁）：主要是抑制去甲肾上腺素而有明显的扩张血管作用，并可减少肾小管对钠离子的重吸收而利尿排钠。每次 $100\mu g$（脂微球包裹剂 $10/\mu g$）稀释后静脉缓慢滴注，每日 2 次。

（3）亦可用放腹水、静脉补充白蛋白及腹水浓缩回输治疗。

第三章 自发性细菌性腹膜炎

【概述】

自发性细菌性腹膜炎（spontaneus bacterial peritonitis，SBP）系指无腹腔内局灶感染或脏器穿孔发生的急性细菌性腹膜炎。临床表现有发热、不同程度腹痛和腹部压痛，常诱发肝性脑病与肝肾综合征，预后险恶。失代偿期肝硬化是SBP最常见的基础病变，其次为重型肝炎、伴有肝硬化的肝癌和肾病综合征等。

SBP的致病菌主要来源于肠道，少数为泌尿道、呼吸道和皮肤感染的细菌。从腹水分离出细菌90%以上为单一菌种，60%～80%为需氧革兰阴性（G⁻）菌，其中40%～50%为大肠杆菌，需氧革兰阳性菌约占20%，厌氧菌罕见（<1%）。

SBP的发病机制复杂，尚未完全清楚，其中肠道细菌迁移（bacterial translocation）是关键环节。失代偿期肝硬化和其他重症肝病时，机体处于门脉高压状态，同时有全身与局部免疫缺陷，为上述环节创造了条件。门脉高压状态导致肠道淤血水肿、肠淋巴流量增加和淤积、肠道细菌过度繁殖、肠黏膜屏障削弱和通透性增加，促进肠道细菌迁移至肠系膜淋巴结。迁移的细菌可通过淋巴进入血循环，带菌的淋巴液亦可经扩大破裂的淋巴管溢入腹腔，形成细菌性腹水。此外，门脉高压时进入肠道门静脉末梢血中的细菌，经肝内、外侧支循环，绕过肝脏库普弗细胞进入体循环，形成菌血症引起腹膜细菌感染。全身性和肠道局部免疫缺陷表现为细胞介导的免疫功能削弱、上皮和黏膜屏障作用及吞噬细胞功能降低、血浆和腹水蛋白、补体C3、C4浓度以及腹水调理活性低下等，这些改变构成迁移至肠系膜淋巴结、血中和腹水中的细菌得不到有效的杀灭和清除，最终细菌在腹水中定殖。

【临床表现】

SBP的临床表现差异较大，与发病早晚、感染轻重有关。症状典型的患者略超过半数，1/3临床表现不典型，无症状患者约占10%。

1. 典型SBP急性起病，表现为畏寒发热和弥漫性腹痛、腹部压痛、轻中度反跳痛和肠鸣音减弱等，其中重者发病后数小时至一天内出现不易纠正的休克，或迅速进入肝性昏迷，并短期内死亡。

2. 不典型患者有的表现腹胀显著，腹水增长迅速，对利尿剂治疗无反应；有的肝功能进行性恶化，黄疸日益加深，这些患者腹痛、发热相对轻微。无症状患者多为轻度感染,原来体质和肝功能较好,仅有轻微腹泻、腹胀和低热,不作诊断性腹腔穿刺,极易漏诊。

3. 重症 SBP、诊断或抗菌治疗延误的 SBP,常并发肝性脑病、肝肾综合征和消化道出血,预后极差。

【诊断要点】

典型临床表现患者诊断容易。不典型的 SBP,诊断性腹腔穿刺是唯一的手段,仅根据临床症状和体征来作诊断是不可取的。

1. 腹水白细胞计数 腹水白细胞计数是诊断 SBP 最简单且最敏感的方法。过去沿用多年的白细胞总数(WBC)$>0.5\times10^9$/L、多形核中性粒细胞(PMN)$>50\%$ 的诊断标准,因其可漏诊和延误诊断不宜再用。据现有资料认为,诊断 SBP 的腹水白细胞计数应以 PMN 细胞为准。PMN 绝对计数$>0.25\times10^9$/L(即>250 个 /μl)可作为诊断 SBP 的标准,PMN$<0.25\times10^9$/L 可排除 SBP 诊断。

2. 腹水细菌培养 细菌培养是确诊 SBP 指标。但传统的培养方法阳性率仅 $40\%\sim50\%$。采用血培养瓶(需氧和厌氧培养基)在床边采集后立即进行培养,可显著提高细菌培养阳性率。必须注意细菌培养应在抗菌治疗前进行。

3. 除典型 SBP 外,尚有两种亚型 SBP。

(1)培养阴性的中性粒细胞性腹水(culture negative neutrocytic ascites,CNNA):腹水 PMN 计数$>0.25\times10^9$/L,但细菌培养阴性,是 SBP 的变异类型。有研究显示,CNNA 在未使用抗生素前 1/3 培养转为阳性;CNNA 与 SBP 的短期病死率相近。因此,CNNA 应视同 SBP,须使用抗生素治疗。

(2)中性粒细胞不增高单株细菌性腹水(monomicrobial nonneutrocytic bacterascites,MNB):可简称为细菌性腹水。腹水 PMN$<0.25\times10^9$/L,细菌培养为单一菌株阳性,无显著全身和局部感染征象。对于 MNB 应再次腹腔穿刺,重复腹水 PMN 计数和培养。若 PMN$>0.25\times10^9$/L 或结果相同,应予抗生素治疗;若 PMN$<0.25\times10^9$/L,培养阴转则表明细菌性腹水自行好转或消散,不需要进一步治疗。

4. 与继发性细菌性腹膜炎鉴别 少数肝硬化患者可因腹腔内脏急性感染或穿孔,如急性阑尾炎、胃穿孔,并发继发性细菌性腹膜炎。后者临床表现、腹水细胞计数与 SBP 相似,常不易鉴别。由于治疗原则截然不同,二者的鉴别非常重要。下列情况综合判断,高度提示为继发性腹膜炎:①抗菌治疗反应:针对 SBP 抗生素治疗 48 小时后,全身与局部情况无改善,腹水 PMN 计数无显著降低或反而升高;②腹水细菌培养不是单一菌种,而是多种细菌,特别是有厌氧菌生长;③腹水总蛋白>10g/L、葡萄糖<2.8mmol/L、LDH$>$正常血清水平者。

【治疗方案及原则】

1. 治疗原则　腹水 PMN 计数＞250/μl 或临床疑为 SBP，立即作经验性抗生素治疗控制感染至为关键，不可等待培养结果再用药。选用的抗生素应符合的要求为：对 SBP 常见致病菌有效、能在腹水中达到治疗浓度和肝肾毒性少。

2. 经验性抗菌治疗方案

(1)头孢噻肟(Cefotaxime)：是治疗 SBP 的首选药物，已在临床上广泛应用。头孢噻肟剂量每 6～12h 2g 静滴，疗程 5～8d。疗效与以往传统 10～14d 相同，且降低了抗生素费用。

(2)新型半合成青霉素：为半合成青霉素 ＋β-内酰胺酶抑制剂。对 SBP 治疗的有效率与头孢噻肟相似。氨苄西林 1g＋克拉维酸 0.2g 或阿莫西林 1g＋克拉维酸 0.2g(奥克门汀)，每 6h 静注，疗程 14d。

(3)第三代喹诺酮类：如氧氟沙星、培氟沙星、环丙沙星，对肠道 G$^-$、G$^+$ 菌有很强的杀菌作用。适用于临床状况较好、无并发症 SBP 患者。有人用氧氟沙星口服(400mg q12h×8d)和头孢噻肟静滴(2g q6h×7d)对轻症 SBP 进行多中心随机对照研究，SBP 缓解率分别为 84.4％(54/64 例)与 84.7％(50/59 例)。但对于用喹诺酮类预防中发生的 SBP，则应改用头孢噻肟。

(4)对并有厌氧菌混合感染者，应加用甲硝唑 1g～1.5g/d。氨基糖苷类抗生素因具肾毒性，一般不用于首次经验性治疗。

3. 疗效评估：治疗反应取决于开始治疗时间，发病 48h 内即开始合理治疗，好转率＞60％，若过 48h 后才治疗，则仅为 20％～30％。疗效评估应在抗菌治疗 48h 进行，对全身和局部状况及随访腹腔穿刺，检查腹水 PMN 计数及细菌培养。如全身和局部症候显著改善、腹水 PMN 减少＞50％，培养转为阴性认定为治疗成功，否则为治疗失败；治疗失败病例应即根据临床经验更换抗生素，或体外药敏试验结果进行调整。

SBP 预后很差。20 世纪 80 年代前住院病死率 50％～90％，近几年来近期预后有较大改善，病死率降至 20％～40％，是早期诊断和及时抗生素治疗的结果。但基础疾病仍旧存在，SBP 复发率高，1 年复发率达 39％～69％，远期预后依然没有改观。影响预后因素主要为：肝肾功能衰竭、消化道出血、SBP 复发者。

第四章 肝 性 脑 病

【概述】

肝性脑病（hepatic encephalopathy，HE）是急性肝衰竭的特征性表现，是终末期肝脏疾病的严重合并症。与急性肝功衰竭相关的 HE 为 A 型；与门腔静脉分流术后相关的 HE 为 B 型；在慢性肝病基础上发生的 HE 为 C 型。其特点是以代谢紊乱为基础，以进展性肝病和中枢神经系统精神和意识障碍为主要临床表现。

【临床表现】

肝性脑病是在严重肝病基础上伴发的精神和神经障碍的综合病症。可按病程发展分期或按病情重度分级。脑病的重度是预后的最好指标，分级不仅表示脑损害的程度，也反映了肝病的严重程度。

根据患者的临床表现，把肝性脑病分为 4 期（级），也有分为 5 期或 3 期者。分期的目的在于早期诊断，指导治疗，但临床实践中，患者表现常重叠出现，各期之间难于明确划分。患者在肝性脑病的临床表现出现之前，常有智力、个性和意识的改变，若以严格的特殊智力功能检测或大脑诱发电位检测多有异常，此类患者属亚临床型（轻微病变型）肝性脑病。

参照各学者的临床分期，将复发性和持续性肝性脑病的临床表现按期（级）分述：

Ⅰ期　性格改变如欣快、焦虑、抑郁，无意识动作，睡眠昼夜颠倒；可有扑翼样震颤；脑电图无明显异常。

Ⅱ期　嗜睡、定向障碍、简单计数错误、行为异常；有扑翼样震颤，踝阵挛（＋）；脑电图出现异常慢波（θ波）。

Ⅲ期　昏睡（可唤醒）、语无伦次、狂躁错乱、有扑翼样震颤，肌张力明显增强，可出现病理反射；脑电图异常。

Ⅳ期　昏迷、有或无痛觉反射，生理反射消失，不能引出扑翼样震颤；脑电图异常。

严重的肝性脑病可存在多种合并症，形成多脏器功能衰竭，如脑水肿、肝肾综合征、消化道出血、感染、电解质紊乱等，致使病情更加复杂，治疗更为困难。

【诊断要点】

1. 有引起肝性脑病的诱因（如感染、消化道出血、药物、手术、缺氧、低血容量、低钾、碱中毒、高蛋白饮食、便秘等等）。

2. 严重肝病的症状体征和／或门体静脉侧支循环。

3. 有肝性脑病各期的临床表现，伴或不伴有扑翼样震颤。

4. 肝功能严重损害。

5. 可有血氨升高。

6. 若有条件者可测定血浆氨基酸谱、脑电图或大脑诱发电位，有异常并排除其他原因者。

上述 1～4 为主要诊断条件。

【治疗方案及原则】

1. 基础治疗

（1）提供足够的热量：每日 1200～1600 千卡（5016～6688kJ）为宜，热量来源以碳水化合物（或葡萄糖液）为主，轻度肝性脑病患者，每日蛋白质摄入 40g 左右，以植物蛋白为主，晚期禁食蛋白质。液体量每日 1500～2000ml 左右。

（2）维持电解质及酸碱平衡：经常检测，及时矫正。以 0.3％～0.45％ 氯化钾治疗低钾血症，对于合并肝肾综合征者，注意预防高钾血症，难于纠正的低钾血症可能伴有低镁血症，应同时补充镁离子。对于稀释性低血钠患者，以限制入水量为主。合理使用利尿剂。

2. 防治各种诱发肝性脑病的因素

（1）消化道出血的防治：对于急性肝衰竭肝性脑病患者，以减轻全身性出血倾向（如输注新鲜血液、凝血酶原复合物和维生素 K_1 等）和应用 H_2 受体阻断剂为主；对于有肝硬化的患者，以降低门静脉压力和治疗曲张静脉为主。一旦出血应及时止血、迅速清除胃肠道积血。

（2）预防和控制各种感染：提高机体免疫功能，对于各种感染要早期发现、早期预防。

（3）避免使用可能诱发或加重肝性脑病的药物。

（4）其他：如治疗便秘、防止过度利尿、减轻脑缺氧状态。

3. 减少含氮毒素的产生和吸收 通过下列措施以减少氨、硫醇、鳝胺或 γ-羟基丁酸等含氮毒素的产生和吸收。

（1）抑制肠道菌丛：可采用新霉素、头孢唑林或甲硝唑等治疗。

（2）酸化肠道：乳果糖口服、鼻饲或灌肠，可酸化肠内环境、减少氨的吸收，可与内毒素结合排出，可抑制吞噬细胞产生 TNF-α。剂量以调节至大便每日 2～3 次软便为宜。

（3）精氨酸盐：促进氨进入尿素循环，并可纠正代谢性碱中毒，可用于因分流所致的慢性肝性脑病。

（4）淡醋灌肠（可用消毒的自来水或生理盐水 500～700ml 加适量的 0.25%～1% 醋酸）以清洁肠道,减少毒物的生成和吸收。

4. 抑制假神经递质,纠正氨基酸失衡 采用支链氨基酸治疗肝性脑病是常用的方法,对于肝性脑病的改善率疗效不一,但对于治疗门-体脑病是有益的。

5. 防治脑水肿、出血、休克等并发症。

6. 人工肝支持系统和肝移植 人工肝支持系统可去除毒性代谢产物,补充生物活性物质,改善症状,提高存活率,成功过渡到肝移植。

7. 加强护理、减少搬动,保持呼吸道通畅,吸氧,有发热者行物理降温,保护脑细胞功能。

第五章 肝肾综合征

【概述】

肝肾综合征（hepatorenal syndrome，HRS）是指严重肝病时出现以肾功能损害、动脉循环和内源性血管活性系统显著异常为特征的综合征。临床以少尿或无尿、肌酐清除率降低及稀释性低血钠等为主要表现。治疗棘手，病死率很高。因肾脏无器质性病变，又称为功能性肾衰竭。

HRS 最常见于失代偿期肝硬化，其次为急性或亚急性肝衰竭。临床上许多全身性疾病如严重感染、败血症、结缔组织病、恶性肿瘤等，也可出现肝肾功能衰竭，为假性肝肾综合征，不属于 HRS。

1996 年国际腹水研究会作出 HRS 的界定，概括了 HRS 的发病机制。急、慢性肝病出现进展性肝衰竭和门脉高压时，血循环中舒血管物质显著增多，介导内脏与外周动脉扩张，使大量体液和血液阻隔在腹腔和外周肌肉和皮下，导致有效动脉血容量（EABV）充盈不足，这就是 HRS 发病的始动因素。在 EABV 充盈不足始动下，机体与肾脏作出适应性反应：①激活系统性三大神经递质加压反应，即去甲肾上腺素、血管紧张素 II、醛固酮和精氨酸加压素等释放增加，介导肾血管收缩和钠水潴留；②心房利钠肽释放增加，拮抗肾素-血管紧张素-醛固酮系统（RAAS）活性作用；③肾脏合成释放前列腺素、血管舒缓-激肽介导肾血管扩张及促进利尿排钠。此二种适应反应是机体自稳调节机制，旨在恢复正常的 EABV。但原发肝病继续恶化，该系统性反应不断加剧，肾内适应性反应不断降低，此消彼长；加上肠源性内毒素血症直接增加肾血管阻力及激活许多脂类炎性介质和缩血管物质，如血栓素 A_2、白三烯、内皮素及血小板活化因子等推波助澜，最终使肾血管持续而显著收缩和肾小球滤过率降低而形成 HRS。

【临床表现与分型】

1. 临床表现

（1）有失代偿期肝硬化或严重肝病的临床表现，HRS 出现前部分患者有可能查出的诱因。

（2）少尿（<500ml/d）或无尿（<50ml/d）。

（3）存在难治性腹水或张力性腹水。

（4）实验室检查：有进行性血肌酐升高，低血钠或低尿钠，但尿常规检查无明显异常。

2. 临床分型 根据起病缓急与临床特点,将 HRS 分为二型:

Ⅰ型(急进型):肾功能迅速恶化,数日至 2 周内血肌酐增加 1 倍,肌酐清除率下降 50%,有少尿与稀释性低血钠。80% 可在 2 周内死亡。

Ⅱ型(渐进型):肝、肾功能损害相对较轻或平稳,病情进展较慢,可持续数周至数月。

【诊断要点】

1996 年国际腹水会议制订的诊断标准如下:

1. 主要标准 确诊 HRS 必须具备全部 5 条标准,缺一不可。

(1)慢性或急性肝病有进行性肝衰竭与门脉高压表现;

(2)低肾小球滤过率:血清肌酐>132.6μmol/L(1.5mg/dl)或 24h 肌酐清除率<40ml/min;

(3)无休克、无持续细菌感染,无近期或正在使用肾毒性药物,无胃肠道或肾性体液丢失,如反复呕吐、严重腹泻、强烈利尿、大量放腹水后没有扩容;

(4)停用利尿剂并以 1.5L 等渗盐水扩容后,肾功能无持续改善(改善指标为:血肌酐<132.6μmol/L 或肌酐清除率≥40ml/min);

(5)尿蛋白<500mg/d,超声波检查未发现尿道梗阻或肾实质病变。

2. 附加标准:不是确诊必备的标准,而是支持诊断的条件。

(1)尿量<500ml/d;

(2)尿钠<10mmol/L;

(3)尿渗透压>血浆渗透压;

(4)尿红细胞<50 个高倍视野;

(5)血清钠<130mmol/L。

【鉴别诊断】

HRS 应与引起少尿的肾前性氮质血症、急性肾小管坏死(ATN)相鉴别(见表 5-1)。

表5-1 肾前性氮质血症、急性肾小管坏死及 HRS 鉴别要点

	肾前性氮质血症	ATN	HRS
尿钠浓度(mmol/L)	<10	>30	<10
尿/血肌酐比值	>30	<30	>30
尿/血浆渗透压比值	>1.5	1	>1.5
尿沉渣改变	无	管型、红细胞	无
扩容治疗反应	反应好	无反应	无反应

【治疗原则与方法】

1. 治疗原则：包括重症监护，加强原发病治疗及针对发病机制采取恢复有效动脉血容量，改善全身与肾脏血流灌注等过渡治疗，成为通向肝移植的桥梁。

2. 消除诱因、加强原发病治疗：迅速控制消化道出血和继发感染，忌强烈利尿与大量放腹水、治疗过程中避免应用潜在肾毒性药物等；必须尽力治疗原发病，只有原发病好转，HRS 才能缓解。

3. 扩充血容量：早期扩容治疗是针对 EABV 充盈不足，虽然不能根本解决肾血流灌注和体循环紊乱，但有助于鉴别肾前性氮质血症和 HRS。

4. 药物治疗：是重要的过渡治疗措施，近几年来已取得一些可喜的进步。

（1）血管加压素 V_1 受体激动剂：为体循环缩血管药，但对肾动脉和冠状动脉无收缩作用，能提高外周血管阻力并抑制循环中缩血管物质的活性，从而改善体循环和肾血流灌注，鸟氨酸加压素和特利加压素符合上述要求。鸟氨酸加压素剂量第 1 天 2u/h，第 2 天 4u/h，第 3 天 6u/h，持续至第 15d，联合白蛋白治疗，可使部分患者肾功能恢复正常。应注意治疗过程中有时可发生的缺血性并发症。特利加压素每 12h 1mg 加白蛋白静脉滴注。可迅速显著增加肾小球滤过率，肌酐清除率和尿量，显著降低血浆肾素，醛固酮和血管紧张素，未见有不良反应，证明连用 2 天疗法对改善肾功能有效。长期用药可作为接受肝移植前的过渡治疗。用于治疗 HRS 的剂量为 2～6mg/d，疗程通常 7～15d。

（2）奥曲肽＋甲氧胺福林（Midodrin）：奥曲肽具选择性收缩内脏动脉及抑制舒血管物质活性，除能降低内脏高动力循环和门脉压力外，且能增加外周血管阻力。甲氧胺福林为新型 α-受体激动剂，可增加外周血管阻力。近有人在扩容基础上应用此药治疗 5 例 I 型 HRS。奥曲肽初剂量每 8h 100μg 皮下注射，后增至每 8h 200μg，甲氧胺福林 7.5mg 口服，每日三次，后增至 12.5mg，每日三次；二药的用量务使动脉压平均增加 15mmHg，为适宜剂量，持续 20d 为一疗程。治疗后肾血流量、肾小球滤过率及尿量显著改善，血浆肾素、胰高糖素明显降低。研究者称奥曲肽＋甲氧胺福林治疗 I 型 HRS 是一种有效安全的方法。

（3）乙酰半胱氨酸（N-acetylcystein，NAC）：为含 SH-基氨基酸，能促进还原型谷胱甘肽合成，具清除自由基，抗氧化应激反应的作用。NAC 开始剂量 150mg/kg，2 小时静滴完，以后每日 100mg/kg，共 5d，一组 12 例早期 HRS 患者治疗 5d，血清肌酐明显下降，肌酐清除率，尿量和尿钠显著增加；治疗后 3 个月 7 例存活，其中 2 例接受肝移植。

5. 连续性肾脏替代治疗（CRRT）：是暂时性的支持疗法，对急、慢性肾功能衰竭有效，对 HRS 的疗效尚未确认。在可逆性急性肝衰竭并发 HRS 时，采用 CRRT 治疗，使患者度过肾衰的危重时期，一旦肝衰竭改善，HRS 亦可随之缓解。终末期肝衰竭在接受肝移植的准备阶段,本法可作为过渡治疗。

6. 经颈静脉肝内门体系统支架分流术(TIPS):TIPS 已成功用于门脉高压所致的反复上消化道大出血与难治性腹水。近年来有报道 TIPS 治疗 HRS 取得一定的效果,一组 41 例 HRS 经用 TIPS 后 3、6、12 和 18 个月的存活率,分别为 81%、71%、48% 和 35%,而未作 TIPS 的患者仅 10% 存活 3 个月。但是作 TIPS 术后原发肝病仍然存在,术后并发肝性脑病和支架再阻塞的发生率相当高,因而其治疗 HRS 的效果,仍需进一步加以评价。

7. 肝移植:HRS 是严重肝病时肾脏的功能性衰竭,从理论上肝移植是治疗 HRS 的最佳选择。1995～1996 年间作过深入调查发现,HRS 作肝移植后 3 年存活率达 60%,仅比原来没有 HRS 患者 3 年存活率 68% 稍低,但远高于未作肝移植的患者,后者 3 年存活率基本为 0%。肝移植存在主要问题之一是 HRS 本身预后极差,许多患者等不到供肝已经死亡。

第六章 原发性肝癌

【概述】

据统计,原发性肝癌是城市人口恶性肿瘤死亡的第二位,其死亡率在一些城市为 19.65/10 万,在农村为人口恶性肿瘤死亡的第一位,其死亡率在一些农村为 22.65/10 万。

我国原发性肝癌的病因主要有乙型肝炎病毒(HBV)、黄曲霉毒素、饮水污染(藻类毒素等)、丙型肝炎病毒(HCV)、某些微量元素(如硒)缺乏、酒精性肝硬化和遗传因素、HBV 和黄曲霉毒素协同作用等。

我国肝癌病理协作组提出将原发性肝癌分为:①块状型:单块状、融合块状、多块状;②结节型:单结节、融合结节、多结节;③小癌型;④弥漫型。

原发性肝癌组织学分型为:①肝细胞性肝癌;②胆管细胞性肝癌;③混合型肝癌。纤维板层型肝癌(fibrolamellar carcinoma of liver)是肝细胞性肝癌的特殊组织学亚型。

高危人群的健康普查(应用 AFP 检测和 B 超)是发现小肝癌和亚临床肝癌的重要方法。

【临床表现】

1. 症状　肝癌无明显的早期临床表现,肝区疼痛、腹胀、纳差、乏力、消瘦、腹部肿块等多为肝癌常见的中晚期症状。长时间的发热,上腹部肿块;右上腹突然剧痛而未能证实为胆囊炎、胆结石者;右肩痛按关节炎治疗无效者及不明原因的腹泻等等,应该引起注意。

对高危人群,即乙肝病毒携带者、慢性肝炎和肝硬化者,40 岁以上的男性,应及时检测 AFP、超声显像、CT 等。有条件者应半年左右重复一次。

2. 体征

(1)肝肿大:90% 以上有肝肿大,质地坚硬,表面及边缘不规则,可触及大小不等的结节或巨块,大多伴有明显压痛,右上部肝癌常可致肝上界上移。左叶肝癌常在剑突下扪及肿块。小肝癌常无明显体征。

(2)黄疸:由于肝细胞损害或由于癌块压迫或侵犯胆总管所致。一旦出现黄疸,表明病情已属晚期。

(3)腹水:门静脉主干癌栓引起,因肝癌结节破裂引起的常是血性腹水。在腹水较多时或右上肝癌浸润横膈时可出现右侧胸水。

3. 分期 肝癌的临床分期按 1977 年国内制定的分期标准简单明了,易于执行。

Ⅰ期:无明显肝癌症状和体征。

Ⅱ期:超过Ⅰ期标准而无Ⅲ期证据。

Ⅲ期:有明显的恶病质、黄疸、腹水或远处转移者。

国际抗癌联盟(UICC)1997 年第 5 版原发性肝癌 TNM 分期如下:

T1 单个结节≤2cm,无血管侵犯

T2 单个≤2cm,侵犯血管;或多个,局限一叶≤2cm,未侵犯血管;或单个>2cm,未侵犯血管

T3 单个>2cm,侵犯血管;或多个,局限一叶≤2cm,侵犯血管;或多个,一叶内>2cm,伴或不伴血管侵犯

T4 多个,超出一叶;或侵犯门静脉主要分支或肝静脉;或穿破内脏腹膜

N1 有局部淋巴结转移

M1 有远处转移

4. 组织病理学分级(G)

GX 无法分级

G1 分化好

G2 中度分化

G3 分化差

G4 未分化

5. 化验检查和影像学检查

(1)化验检查

1)甲胎蛋白(AFP):甲胎蛋白对肝细胞癌的诊断具有重要价值。凡 AFP>500μg/L 持续四周或 AFP>200μg/L 持续八周而无肝病活动证据,并排除妊娠和生殖腺胚胎癌者,应高度怀疑肝癌,进一步通过医学影像学检查和病理诊断加以确诊。AFP 检测在判断手术切除彻底性时具有重要参考价值。若手术切除彻底,AFP 应在术后一个月内恢复正常。在术后随诊中,若 AFP 降至正常后又上升,则提示有肝癌复发或转移,但需排除肝病活动和肝脏再生。

2)异常凝血酶原(DCP):约 70% 的肝癌病人 DCP>300μg/L。

3)γ-L-岩藻糖苷酶(FUCA):肝癌病人的阳性率达 70%~80%。

4)γ-谷氨酰转移酶同工酶Ⅱ(γ-GTⅡ):肝癌的阳性率为 25%~55%。

(2)影像学检查

1)超声显像(US):是最常用的肝癌诊断方法。肝癌的声象有四种:等回声、

高回声、低回声和混合型。1～2cm者检出率为50％～90％,2～3cm者检出率为80％～90％,3～5cm者检出率为85％～100％。

2）计算机体层摄影（CT）：在我国已成为肝癌定位、定性诊断的常规检查方法。肝细胞癌的CT特征为：多血管型肿瘤,增强后的动脉相呈高密度区；而门脉相时则呈低或等密度区；门静脉和肝静脉癌栓在增强后的门静脉相时表现为充分增强的血管内有低密度区。

3）磁共振成像（MRI）：肝细胞癌在MRI的表现为：在T_1加权图呈低信号强度；肿瘤坏死、出血,呈高、低混合信号；纤维组织多的病灶呈明显低信号；分化好的和小肝癌呈等信号强度。

4）选择性肝血管造影（HA）：其肝癌特征为：肿瘤血管；肿瘤染色；肝内动脉移位、扭曲、拉直或扩张；肿瘤包绕动脉；动静脉瘘；肝内血管癌栓。

5）放射性核素显像：用^{99m}Tc-吡哆醛5甲基色氨酸（^{99m}Tc-PMT）肝胆显像剂作延迟扫描,约60％的肝癌,尤其分化好的肝癌可能获得阳性显像。肝血池扫描有助于肝血管瘤与肝癌的鉴别。正电子发射体层摄影（positron emission tomography, PET）对肝癌的诊断,尤其对是否有肝内、外转移有帮助,但价格高昂,不便推广。

6）腹腔镜和经皮细针穿刺活检：需严格选择应用。肝穿刺属侵入性检查,有导致癌结节破裂出血,针道种植等潜在危险。

【治疗方案及原则】

1. 外科切除　外科手术切除一直被认为是肝癌治疗的首选方法。一个直径小于5厘米的肝癌通常认为更适宜于根治术。直径大于10厘米的孤立肿瘤亦可行手术切除。除了肿瘤因素以外,肝功能亦是确定是否行肝切除的重要指标。

2. 肝脏移植　直径小于5cm的孤立性肝癌或3个以下直径小于3cm的肝癌,或伴有属Child's C级的肝硬化病人不适合作肝切除者,可考虑肝移植。

3. 经动脉化疗栓塞（TACE）　经导管肝动脉化疗栓塞（TACE）是不能切除肝癌可选择的方法和肝癌切除术后的辅助治疗,常用化疗药物（阿霉素、顺铂和丝裂霉素）、碘油和明胶海绵微粒一起通过肿瘤的营养动脉注入。

4. 放射治疗　适用于不能切除或放疗后再切除。全肝放射治疗的疗效不理想,很少应用。近年来对肝癌原发灶作三维定向适形放疗（3DCRT）,已取得良好疗效。

5. 内科治疗　应用于不能切除、肝外转移和门静脉主干癌栓者。对原发性肝癌比较常用的药物首推氟脲嘧啶,还有阿霉素、顺铂和丝裂霉素。斑蝥制剂、三氧化二砷、紫杉醇和鬼臼毒均有一定疗效。联合化疗可提高疗效,但总的来说仍不理想。

6. 局部消融治疗 局部消融治疗是利用化学和物理（热、冷效应）作用来杀伤肝癌组织。这种疗法常常应用于瘤体直径小于 5cm 的肝癌，且伴有慢性肝病或一般情况较差不适合手术的病人。

(1) 经皮酒精注射治疗（PEI）；

(2) 经皮醋酸注射治疗（PAI）；

(3) 冷冻治疗；

(4) 微波凝固治疗（MCT）；

(5) 激光治疗；

(6) 射频疗法（RFA）；

(7) 经皮高功率聚焦超声治疗（HIFU）；

(8) 电化学治疗。

7. 放射性 ^{125}I 种子源治疗和 ^{90} 锝微球内放射均适用于不能切除的肝癌患者。

第七章　肝脏良性肿瘤

【概述】

随着临床影像技术的不断发展和普及，肝脏良性肿瘤的发现也日渐增多，并越来越引起临床上的重视。肝脏良性肿瘤可按其组织学特点分类如下。

1. 肝细胞性：①肝细胞腺瘤；②结节再生性增生；③局灶性结节增生。

2. 胆管细胞性：①胆管腺瘤；②胆管乳头状瘤；③胆管囊腺瘤；④胆管错构瘤。

3. 血管性：①血管瘤；②淋巴管瘤；③婴儿血管内皮细胞瘤。

4. 间叶性：①平滑肌瘤；②脂肪瘤；③血管平滑肌性脂肪瘤；④髓性脂肪瘤；⑤假性脂肪瘤；⑥纤维性间皮瘤。

5. 间叶-上皮混合性：①间叶错构瘤；②良性畸胎瘤。

6. 其他：①炎性假瘤；②肾上腺皮质剩余肿瘤；③局灶性脂肪变。

肝脏良性肿瘤多无明显临床症状，常为体检时影像学检查偶然发现。肝脏良性肿瘤的诊断应结合肝功能检查，病毒标志物检查，肿瘤标记物测定，各种有创和无创性影像学检查等综合判断，必要时作细针穿刺细胞学检查，以做出决定性诊断。尽管如此，肝脏良性肿瘤与肝脏恶性肿瘤的鉴别有时仍有一些困难。因此，对已诊断的肝脏"良性"肿瘤病人应时刻保持高度警惕，特别是对原有肝炎、肝硬化病史的病人，及时手术治疗应是一项重要措施。

第一节　海绵状血管瘤

海绵状血管瘤是最常见的肝脏良性肿瘤，约占肝脏良性肿瘤的52%，尸检发现率为7%。本病多发生于30～50岁的成年人，女性多见，男女比例为1：5。

【临床表现】

大多数海绵状血管瘤无临床症状，或仅有一些非特异性症状，如腹胀，上腹部钝痛，餐后饱胀等。常因体检或其他疾病作B超、CT等影像学检查或开腹探查时发现。

1. 无症状型：肿瘤≤4cm，B超、CT等影像学检查或开腹探查时发现。

2. 腹部肿块型：病人无意中发现肝区肿块。

3. 肿瘤压迫型：肿瘤生长至相当程度，压迫邻近脏器或组织，出现上腹胀满不适，有时有纳差、恶心、乏力等。

4. 内出血型：肝海绵状血管瘤自发破裂极为少见，且多为肝穿刺活检造成。肿瘤发生破裂时腹腔内出血，出现心悸、四肢湿冷、休克等，同时伴有剧烈腹痛、腹肌紧张。

【诊断要点】

实验室检查肝功能实验多属正常，偶有全血细胞轻度减少。诊断应结合超声、CT、核素血池扫描、MRI、血管造影术等联合检查，可发现病变，并准确判断部位。

1. B超检查：肿瘤包膜完整，与正常肝脏有明显界限。B超诊断符合率可达85%。①高回声型：占大多数，诊断符合率高；②低回声型；③混合型。

2. CT：平扫时为低密度病灶。增强扫描特点：①注射造影剂60秒内，血管瘤边缘出现分散的、高密度的增强灶。②随着时间的推移，增强灶范围扩大，密度渐低。③分散的增强灶逐渐融合，最后由整个的低密度病灶演化为等密度，这一演变通常需要较长时间，有数分钟至20分钟不等。大型血管瘤中心部分如已形成纤维组织或钙化，则增强后始终保持低密度。

3. 核素血池扫描：利用 ^{99m}Tc 标记红细胞，在血流丰富或淤积部位可检测出同位素浓聚，血管瘤部位5分钟开始有放射性浓聚，逐渐增强，1小时后仍不消散，这种缓慢的放射性过度充填现象是诊断海绵状血管瘤的特征性依据，诊断特异性达100%，敏感性达80%。

4. MRI：在 T_1 相上为稍低信号，在 T_2 相上为极高信号，呈很亮的"灯泡征"。MRI可检出 0.5～1cm 的肿瘤。

5. 血管造影术：早期注药后2～3秒病灶周边即有致密染色，整个毛细血管期和静脉期持续被染，时间可达18秒以上，这种造影剂充盈快，排除慢的典型表现称为"早出晚归征"。血管造影术对肝血管瘤的特异性为100%，敏感性达97%。

【治疗方案及原则】

海绵状血管瘤的治疗取决于肿瘤的大小、部位、生长速度、有否临床症状及诊断的准确性。无症状的小海绵血管瘤可不予治疗，但应强调对于任何一个肝"良性"肿瘤的诊断都应怀疑其有恶性的可能性并随时追踪观察，若有下列情况应考虑手术治疗：①不能排除恶性病变者；②有明显症状者（通常瘤体直径＞10cm）；③生长速度较快者；④位于肝门部的血管瘤。

肝海绵状血管瘤切除范围应视瘤体大小及其所占据的肝脏部位而定。对于肿瘤极度生长侵犯主要血管或多发性血管瘤无法手术切除的病例可考虑肝动脉结扎、肝动脉栓塞或放射治疗。肝动脉结扎或肝动脉栓塞术后,待肿瘤缩小,可再进行二期手术治疗。肝海绵状血管瘤切除术后复发较为常见,主要原因是肿瘤为多发性或术中切除未尽。复发后可再手术或选用动脉栓塞、放射或局部注射硬化治疗。

第二节 肝细胞腺瘤

肝细胞腺瘤(hepatocellular adenoma,HCA)是由分化好的肝细胞组成、多见于女性的肝脏良性肿瘤。口服避孕药及同类药物均与肝细胞腺瘤的发生有明显的关系,但在婴儿、儿童、成年男性、无服避孕药史的妇女中也有发生。该病可恶变。

【临床表现】

肝细胞腺瘤生长缓慢早期多无临床症状,往往于体检或剖腹手术时发现。该病多发生于15～45岁的服避孕药的育龄妇女,其中以20～39岁最为多见。男性及儿童也可发病。随着肿瘤逐渐增大,可出现右上腹不适、闷胀、隐痛、恶心等症状,肿瘤大到在体检时触到包块的较少。

肝细胞腺瘤有明显的出血倾向。当瘤内出血时可有急性腹痛,甚至出现黄疸。位于肝脏表面的 HCA 偶有破裂,造成腹腔内大出血,出现低血容量性休克及贫血。

【诊断要点】

1. 肝功能、AFP 等通常都在正常范围。

2. 影像学检查:

B 超示肿瘤边界清楚、光滑。常可见明显包膜,肿瘤后方多无增强效应,较大的肝腺瘤内常伴有出血或坏死液化,超声图像上显示有不规则的液性暗区。

CT 可见边缘清楚的圆形低密度区,少数为等密度,强化后无明显增强,个别病例有相当于瘤包膜的透明环。

^{99m}Tc 肝扫描可显示肝细胞腺瘤区摄取胶体物减少。

细针穿刺细胞学检查能明确诊断但有出血的可能,应慎重对待。

【治疗方案及原则】

手术切除为治疗 HCA 的最好治疗方法,同时应立即停止口服避孕药。因为:① HCA 易出血或破裂;②恶变的机会虽少,但术前往往与肝癌难鉴别;③停止口服避孕药后肿瘤即缩小。手术治疗可作包块局部切除、肝段或肝叶切除以及不规则的肝叶切除。局部切除仅限于有包膜的 HCA。

第三节 肝局灶性结节性增生

局灶性结节性增生(focal nodular hyperplasia, FNH)的病因及发病机制尚无定论,多数学者认为是一种错构瘤,或者是肝脏对血管畸形的反应性表现,而非真性肿瘤。FNH 常为孤立结节,无包膜、边界清晰,病变区动脉管径较大,且无门静脉分支,提示由于肝窦血供的动脉化或血流量增大而导致肝细胞结节性增生。

【临床表现】

局灶性结节性增生无特异性临床表现,病人多为 40~50 岁的女性,可有口服避孕药史,仅 20% 的有症状,多数病灶是在意外体检中发现,最常见的症状是上腹部肿块或上腹不适,肝门部的肿块可引起门脉高压,部分病人可出现病灶破裂出血。

【诊断要点】

大多数 FNH 病人肝功能良好,AFP 阴性,由于无特异性临床表现,其诊断主要依赖影像学检查。

B 超:典型表现为肝包膜下包块,边界清楚,实质回声可高于或低于正常组织,可见中央线状星形回声。彩色多普勒超声检查能见到瘤内动脉血流丰富。

CT:平扫表现为低衰减病灶(20~40HU)。典型图像可见中心性裂隙状透光影,注射造影剂后,此中心低密度区消失。碘油 CT 表现为病灶内碘油高度沉积,但短时间内可排空,与肝癌的表现不同。

动脉血管造影:显示病灶内富含血管,中央为供养动脉,且血管向四周放散呈轮辐状(cartwheel appearance),或可见小血管呈网状分布。无动静脉瘘存在。

MRI T_1 和 T_2 加权像均为等信号强度的团块病灶,偶尔也可见到病灶内的星形瘢痕现象,即 T_1 加权像为低信号,T_2 加权像为高信号的放射条状影。

肝穿刺活检:超声或 CT 引导下经皮细针肝穿刺活检,如病理证实则诊断明确。

【治疗方案及原则】

对于口服避孕药物的女性病人,应嘱其停用,少数病例在停用避孕药后病灶可以缩小。FNH 手术适应证应是有症状和/或不能排除恶变者。对于可以手术切除的病灶宜手术切除为宜,对于肝脏技术成熟的医院施行肝叶切除是较为安全的方法,因局灶性结节性增生与肝癌的关系尚无法确定,临床医师对此应保持高度的警惕。对术前怀疑 FNH 者,应提倡术中活检,尽量避免不必要的大型肝切除。对于无法手术切除的病例可试行肝动脉栓塞和肝动脉结扎术治疗。

第八章　布加综合征

【概述】

布加综合征（Budd-Chiari syndrome）是由各种原因所致肝静脉和其开口以上段下腔静脉阻塞性病变引起的常伴有下腔静脉高压为特点的一种肝后门脉高压征。其发病因素主要包括：①先天性大血管畸形；②高凝和高粘状态；③毒素；④腔内非血栓性阻塞；⑤外源性压迫；⑥血管壁病变；⑦横膈因素；⑧腹部创伤等。

【临床表现】

1. 本病以 20～40 岁之间的男性多见，男女之比约为 2∶1。发病的早晚与是否参加重体力劳动及其时间多寡有关。

2. 单纯的肝静脉阻塞者，以门静脉高压症状为主，合并下腔静脉阻塞者，则同时存在门静脉高压和下腔静脉高压的临床表现，如腹水、肝脾肿大、阴囊阴唇肿、食道静脉曲张等。

3. 由于下腔静脉阻塞引起双下肢静脉曲张、色素沉着，甚至形成经久不愈的溃疡，严重者，双下肢皮肤呈树皮样改变。

4. 侧枝循环建立，胸、腹壁及腰背部静脉扩张、扭曲，以部分代偿下腔静脉的回流。

5. 晚期病人由于腹水严重，为减轻症状而反复腹腔穿刺行腹腔减压，蛋白不断丢失，加上消化吸收功能低下，形成骨瘦如柴，腹大如鼓，最后病人常死于严重营养不良、感染、食道曲张静脉破裂出血或肝肾功能衰竭。

【诊断要点】

1. 有门静脉高压表现并伴有胸、腹壁，特别是腰背部及双下肢静脉曲张或肿胀者，应高度怀疑为布加综氏合征。

2. B 超诊断准确率达 90％ 以上，可在健康检查时发现早期布加氏综合征。

3. CT 和 MRI 是一种比较准确的诊断方法，尤其是 MRA（核磁共振血管造影术）检查可明显地看到下腔静脉和肝静脉内的情况，准确率比较高。

4. 下腔静脉造影是诊断本病的最可靠的方法，可清楚地显示病变的部位、长度、类型、范围以及病变两端下腔静脉的压力梯度，同时对治疗具有指导意义。

5. 经皮肝穿刺肝静脉造影可显示肝静脉有无阻塞。

6. 肠系膜上动脉造影有助于明确可否经肠系膜静脉施行减压术。脾门静脉造影亦有助于了解门腔，尤其是脾静脉状况。

7. 肝硬化右心衰竭、结核性腹膜炎和癌肿引起的腹水为本病主要需鉴别的疾病。

【治疗方案及原则】

1. 保守治疗：对急性血栓形成病及对某些病因所致者治疗有效，包括：①溶栓：急性病例首选纤溶疗法；②类固醇；③针对病因的治疗；④中医中药和对症治疗，如保肝、利尿等为主的治疗；⑤经股静脉插管行下腔静脉造影后保留导管和经腹腔静脉造影后保留导管，由此行溶栓疗法5～7天，在急性期常能达到下腔静脉或肝静脉血栓溶化的目的。

2. 手术治疗：分为传统的手术治疗和微创的介入治疗，根据不同病型采用不同的方法。如有可能则首选介入性方法或介入与手术联合法。根治性治疗显然为最佳治疗方法，否则应同时缓解门脉和下腔静脉高压，但不能兼顾二者时，则首先治疗针对门脉高压及由其引起的并发症，其次才是由下腔静脉阻塞引起的一系列由下半躯体静脉回流障碍所致的不良后果。

（1）手术方法大致分为六类：间接减压术，包括腹膜腔-颈内静脉转流术和胸导管-颈内静脉重新吻合术；断流术（包括经食管镜硬化剂疗法，但仅针对食道静脉曲张，对基本病变无效）；各种促进侧枝循环的手术，如脾肺固定术；直接减压术，包括各型肠系膜上静脉或下腔静脉或前二者同时与右心房之间的转流手术；病变根治性切除术；肝移植术。分述如下：

1）腔房转流术：适用于肝后段下腔静脉偏长的局限性阻塞或狭窄，而肝静脉至下腔静脉通畅或有明显扩大的肝右下大静脉或其它较大侧枝进入下腔静脉者；破膜术失败者。对于下腔静脉广泛性阻塞或狭窄或炎症时不应采用此法；病人肝静脉完全阻塞或伴继发性肝硬化或肝、肾功能不佳或周身状况很差时则不能施行此术；肠系膜上静脉阻塞者不易施行此术。

2）肠-腔、房转流术：当病人门脉高压和下腔静脉高压均严重而病情和解剖条件许可时，可先将肠-腔静脉的后壁施行侧侧吻合，而前壁则与人工血管吻合，然后将其另一端与右房吻合；也可在肠房或腔房转流基础上，在10mm径带外支持环的 PTFE 人工血管与下腔静脉或肠系膜上静脉间作一人工血管转流术，此术明显增加了回流。

3）肠-颈转流术：当病人下腔静脉完全阻塞，既有顽固性腹水，又有胸水，病人常不能平卧，病情危重，难以承受手术打击，而又必须施以紧急手术时，只分离肠系膜上静脉和一侧颈内静脉，在其间经胸骨后径施转流缓解门脉高压。门脉与体静脉的重力差和心搏对处于胸骨后的带外支持环人工血管的节律性压迫，形成一唧筒机制,可能为本术成功的重要原因之一。

4)直视下膈膜切除术:如能将下腔静脉及肝静脉内的阻塞性病变彻底切除实现顺肝血流,是所谓根治之道。然该段下腔静脉在肝裸区内,显示相当困难;且该段血管有阻塞性病变,使其邻近形成大量侧枝循环,术中每每遇到大出血问题;损及淋巴管时,术后又易形成顽固性乳糜胸;且复发问题尚不能完全解决。因而选用根治性切除的指征要严格掌握。对于局限性阻塞病变伴继发血栓形成者;囊扩张疗法失败者;右房扩张术失败者;房、肠房转流失败者;小儿患者;长段下腔静脉阻塞而需在直视下解决肝静脉流出道问题和其他的特殊情况。如在病变部位有异物者可施行此术。但对具有出血倾向或凝血机制不全的病例和病变太晚期而不能耐受此手术的病例不宜施行此术。常用常规体外循环下的根治切除术和深低温停循环下的根治切除术。

5)肝移植:在本病晚期,肝脏发生严重硬化,肝功能近于衰竭,各种分流减压均不能奏效,肝移植为唯一救治方法。

(2)微创治疗方法

1)经皮经下腔静脉成形与支架术:适用于局限性下腔静脉膈膜或有孔者,局限性下腔静脉狭窄,肝静脉通畅者更好。下腔静脉阻塞性病变,肝静脉开口阻塞,与病人谈好很可能要作二期肠腔转流术亦可应用此法。选择性的下腔静脉中段以至长段狭窄者,也可选择性的应用此术。术前说明不成功和转为手术治疗的可能。但对病变远侧继发新鲜血栓形成者忌行直接破膜扩张。对长段下腔静脉阻塞至髂静脉者不宜应用。

2)经皮经肝肝静脉穿刺、扩张与支架术。

3)经颈静脉肝内门静脉系统分流术(TIPSS)。

4)经右房经股静脉联合破膜扩张和内支架术:当经股静脉破膜不成或有危险时采用此方法施行联合操作,既可安全地破膜,又可得到更好的扩张疗效,必要时可在伸入心房的指尖定位下,置放支架。

第九章 药物性肝病

【概述】

药物性肝病通常可分为可预测性和不可预测性两类。可预测性主要是由药物或其代谢产物直接毒性所致,常由使用药物过量或使用已知对肝脏有损害的药物引起。大多数药物性肝损害为不可预测性,由药物或其代谢产物的代谢异常所致或过敏反应引起,代谢异常则常与机体细胞色素 P450 的遗传多态性相关。

应注意少数药物尽管有明确的组织和多脏器毒性作用,但考虑其在某些疾病中有不可取代的治疗作用,仍在临床应用。部分中草药也可引起药物性肝病。

【临床表现】

轻者可无症状,重者可发生肝功能衰竭。通常可有乏力、食欲不振、恶心、呕吐和上腹部不适等消化道症状。胆汁淤积型可有发热、黄疸和瘙痒。部分患者外周血嗜酸性粒细胞可增多,可有皮疹或关节痛。

【诊断要点】

1. 病史　询问发病前 3 个月内曾服用过的药物,包括剂量、给药途径、持续时间和合并用药等情况。要注意近期有无酗酒、病毒性肝炎、自身免疫性肝病和代谢性肝病等病史,应特别注意既往药物过敏史及偶尔再次用药症状再现等情况。

2. 症状

(1)常有乏力、食欲不振、恶心、呕吐和上腹不适等消化道症状。

(2)可有发热、黄疸、瘙痒和尿色加深等胆汁淤积症状。

(3)少数可有关节痛和皮疹。

3. 体征

(1)肝脏可肿大甚或触痛。

(2)皮肤、巩膜可明显黄疸,或有皮疹。

(3)可有关节肿痛或肾区叩击痛。

4. 实验室检查

(1)血常规:由过敏引起者初发期嗜酸性粒细胞可高达6％以上。

(2)肝功能检查:胆汁淤积型血清结合胆红素明显升高,GGT 和 ALP 明显增高，ALT 和 AST 仅轻度升高；肝细胞坏死型 ALT 和 AST 可明显升高，可≥ 2～10×ULN。停药 8 天内下降超过 50％ 者则高度提示本病。

（3）凝血酶原活动度：急性肝细胞坏死型可明显下降，肝功能衰竭时可＜40％。

（4）自身免疫标志：部分病人血清免疫球蛋白可升高，抗核抗体和抗线粒体抗体可呈弱阳性。

（5）肝组织病理检查：有助于鉴别病变类型和了解损伤程度。

（6）药物敏感试验：药物刺激巨噬细胞和白细胞移动抑制试验以及淋巴母细胞转化试验有助于诊断。

（7）排除诊断检查：除外近期有甲、乙、丙和戊型等肝炎病毒感染，除外巨细胞病毒、EB 病毒和疱疹病毒等感染。

（8）有条件可检测细胞色素 P450（CYP）遗传多态性。

【治疗方案及原则】

1. 立即停用有关和可疑药物。

2. 休息，补充 B、C 和 E 族维生素。

3. 保护肝脏　可用还原型谷胱甘肽和水飞蓟素。胆汁淤积型可用腺苷蛋氨酸或熊去氧胆酸。

4. 根据用药情况给以相应的解毒剂。

5. 明显胆汁淤积者可试用甾体类激素治疗，但应注意可能引起的不良反应。

6. 发生肝功能衰竭者应按急性肝功能衰竭处理，包括血液透析灌流和血浆置换，必要时可行肝脏移植术。

第十章 酒精性肝病

酒精性肝病系长期大量饮酒所致的肝脏疾病，初期通常表现为脂肪肝，进而可发展成酒精性肝炎、酒精性肝纤维化和肝硬化。在严重酗酒时可诱发广泛肝细胞坏死或肝功能衰竭。两周内有暴饮史者通常诱发急性酒精性肝病。其严重程度与饮酒量、饮酒时间、遗传、性别、营养状态和伴随疾病等因素有关。

第一节 酒精性脂肪肝

【临床表现】

多数无明显症状，部分可出现肝区疼、上腹不适、腹胀和肝肿大，少数可有黄疸。

【诊断要点】

1. 有长期饮酒史，一般超过 5 年，折合乙醇量>40g/d[饮酒量换算为所含乙醇量的公式为：乙醇量(g)=饮酒量(ml)×乙醇含量(％)×0.8(酒精比重)]。

2. 除外病毒性肝炎、代谢和药物性等肝病。

3. 肝功能检查基本正常。转氨酶、GGT 和碱性磷酸酶轻度升高，可伴有甘油三酯升高，高密度脂蛋白下降。

4. 影像学表现符合脂肪肝。

5. 肝组织学表现大多为巨泡性或巨泡性与微泡性的混合型，缺乏酒精透明小体和中性粒细胞浸润。

【治疗方案及原则】

1. 戒酒是唯一治疗方法。

2. 肝功能异常者可酌情用水飞蓟素或还原型谷胱甘肽等。

3. 治疗相关伴随疾病(如肥胖和糖尿病等)。

第二节 酒精性肝炎

【临床表现】

轻者症状不明显，通常可有消化道症状和肝肿大等。急性者可类似急性病毒性肝炎表现。重者可发生肝功能衰竭。

【诊断要点】

1. 有短期大量饮酒史。

2. 禁酒后肿大的肝脏1周内明显缩小,4周基本恢复正常。

3. 约半数患者有白细胞升高,常大于 $10×10^9/L$

4. AST 中度升高,常小于6倍正常上限值(ULN),AST/ALT 大于2。禁酒后血清 ALT 和 AST 明显下降,4周内基本恢复正常,即<2×ULN,禁酒前<2.5×ULN者则应<1.25×ULN。

5. 禁酒后 GGT 活性明显下降,4周后<1.5×ULN,或小于禁酒前40%。

6. 除外病毒性肝炎,少数患者可伴病毒性肝炎,应注意鉴别。

7. 影像学检查可出现肝脾肿大。

8. 组织学特点:①肝细胞(尤以3区肝细胞为主)明显肿胀,气球样变,可有不同程度的坏死;②门管区和小叶内有明显中性粒细胞浸润;③细胞浆有凝集倾向,酒精透明小体出现率高。

【治疗方案及原则】

1. 戒酒、高热量饮食,每日30～35千卡/(kg·d)。

2. 补充多种维生素,酌情使用护肝药水飞蓟素、多不饱和卵磷脂和还原型谷胱甘肽等。

3. 有肝性脑病但无上消化道出血的急性重症患者考虑使用糖皮质激素。

第三节　酒精性肝硬化

【临床表现】

除一般酒精性肝炎症状外,尚有肝功能不全及门脉高压症表现,并可出现肝硬化的各种并发症。持续饮酒10～15年,肝硬化的发生率显著升高。

【诊断要点】

1. 有长期饮酒史,多与酒精性肝炎混合存在,常出现多器官损害,如慢性胰腺炎和神经病变等则支持本病的诊断。

2. 门脉高压症和脾功能亢进的表现。

3. 慢性酒精中毒时,红细胞平均体积常增大,AST/ALT 通常大于1,血清 γ-球蛋白升高,血清 IgA 升高。

4. 影像学表现符合肝硬化。

5. 肝活检多表现为小结节性肝硬化,当再生和戒酒后可转为大结节性肝硬化。肝细胞明显脂肪变性,可见 Mallory 小体。

【治疗方案及原则】

1. 戒酒,纠正营养不良。

2. 减轻肝内炎症,阻抑肝纤维化。

3. 肝硬化门静脉高压症及并发症的治疗见"肝硬化"节。

4. 晚期可考虑肝移植。

第四节 非酒精性脂肪性肝炎

【概述】

非酒精性脂肪肝是一种无过量饮酒史的肝实质细胞脂肪变性和脂肪贮积为特征的临床病理综合征。表现不一,包括单纯脂肪肝、脂肪性肝炎、脂肪性肝硬化。非酒精性脂肪性肝炎是非酒精性脂肪肝的一种类型,为非酒精性脂肪肝发展中的一个病理阶段,通常所称的非酒精性脂肪肝也包括非酒精性脂肪性肝炎。

【临床表现】

本病是临床、生化和病理综合征,通常无明显症状,或出现诱发本病的危险因素,如肥胖、糖尿病和高血脂症等。此外,可有食欲不振、腹胀、肝区不适或隐痛、恶心、呕吐、腹泻等。严重者可发生黄疸、腹水、出血倾向、肝功能衰竭及脑病等。但也可无自觉症状,而在体检时发现。体征主要为肝肿大,并有轻度触痛。重者可出现脾肿大、腹水。

【诊断要点】

1. 无饮酒史或饮酒折合乙醇量每周少于 40g。

2. 有易患因素如肥胖、Ⅱ型糖尿病、高脂血症等。

3. 除外病毒性肝炎、药物性肝病、Wilson 病、全胃肠外营养、自身免疫性肝病等。

4. 除原发病临床表现外,可出现乏力、肝区隐痛和不适等症状,可伴肝脾肿大。

5. 血清 ALT 和/或 GGT 高于正常值上限的 1.5 倍,AST/ALT 大于 1;常出现 GGT、铁蛋白和尿酸等增高。血脂如胆固醇、甘油三酯及脂肪酸可正常或增高。随病程进展可出现血清胰岛素升高和糖耐量损害等胰岛素抵抗综合征。

6. B 超表现为肝区近场弥漫性点状高回声,回声强度高于脾脏和肾脏;远场回声衰减,光点稀疏;内管道结构显示不清;肝脏轻度或中度肿大,肝前缘变钝。CT 平扫表现为肝脏密度普遍低于脾脏或肝/脾 CT 比值≤1。可出现肝实质密度和信号改变,脾增厚或肿大,胆囊壁增厚或胆囊形态改变等。

7. 肝脏组织学有典型表现。主要表现为肝细胞内有大泡性脂肪滴贮积,伴肝细胞气球样变,甚至肝细胞不同程度的坏死,以及小叶内和门管区混合性炎症细胞浸润。可伴有肝纤维化、糖原核、小叶内脂肪性肉芽肿、嗜酸小体、脂肪囊肿等表现,少数病例可见 Mallory 小体和肝细胞巨大线粒体。

【治疗方案及原则】

1. 病因治疗:妊娠急性脂肪肝应早期诊断、终止妊娠;与糖尿病有关者,应积极治疗糖尿病等。

2. 基础治疗:行为治疗、调整饮食及运动。

3. 减少其他危险因素:如饮酒、吸烟、慢性缺氧状态和肠道菌群紊乱等。

4. 药物辅助治疗:目前尚无特效药物。

(1)抗氧应激及抑制脂质过氧化:还原型谷胱甘肽、多不饱和卵磷脂、水飞蓟素等。

(2)改善胰岛素抵抗:可选用二甲双胍和噻唑烷二酮类药物等。

(3)抑制肿瘤坏死因子 α 活性。

(4)抑制炎症及纤维化。

(5)减少肝脏脂质含量。

5. 手术治疗:减肥手术,晚期肝病可行肝移植术。

第十一章 妊娠期肝病

【概述】

妊娠期肝病并非独立的疾病,故其可分为广义与狭义两种概念。

狭义的定义为妊娠或妊娠并发症导致的继发性肝损害;广义的妊娠肝病可指妊娠期间的各类原发性、继发性肝损害。为了正确诊断与处理妊娠期肝病,列出以下病种的分类:

1. 合并于妊娠期的肝病

(1)在非妊娠期亦可发生的肝病

肝实质病变(特别是病毒性肝炎)

肝内性淤胆(主要是药物性肝炎)

肝外性淤胆(主要是胆总管后的阻塞)

先天性特发性高胆红素血症

溶血性黄疸

(2)妊娠期内科并发症引起的肝病

严重肾盂肾炎

肾盂肾炎合并四环素中毒

晚期氯仿中毒

非法堕胎引起的肝病

2. 与妊娠有关的肝病

(1)妊娠期特发性肝病

妊娠期肝内胆汁淤滞(晚期妊娠黄疸,妊娠复发性黄疸)

妊娠期急性脂肪变(妊娠急性脂肪肝)

(2)妊娠并发症所致肝病

妊娠剧吐引起的肝损害

重症妊娠中毒症所致肝损害

妊娠期巨幼红细胞贫血所致肝损害

葡萄胎引起的肝损害

妊娠期溶血性贫血所致黄疸

第一节　妊娠合并病毒性肝炎

妊娠合并病毒性肝炎包括急性肝炎（黄疸型和无黄疸型），慢性肝炎（轻、中、重度），重型肝炎（急性、亚急性、慢性）和肝炎肝硬化（代偿期，失代偿期）。

一、妊娠合并急性病毒性肝炎

【临床表现】

1. 症状：无其他原因可解释的中毒症状如发热、乏力、食欲减退、恶心、尿黄等。

2. 体征：指肝肿大并有压痛、肝区叩击痛，部分患者可有轻度脾肿大。

【诊断要点】

1. 急性起病，出现上述症状和体征。

2. 实验室检查

(1)肝功能指标：ALT 及 AST 增高，有或无血清胆红素增高。

(2)病原学指标：

甲型肝炎：抗-HAV IgM（＋）。

乙型肝炎：HBsAg（＋）、HBeAg（＋）、抗-HBc IgM（＋）和/或 HBV DNA（＋）。

丙型肝炎：HCV RNA（＋）、抗-HCV（＋）。

丁型肝炎：在乙肝病毒感染基础上出现 HDV RNA（＋）、抗-HDV（＋）。

戊型肝炎：HEV RNA（＋）、抗-HEV（＋）。

3. 影像学检查：B 超肝脾肿大，有/无胆囊炎。

4. 病理：急性肝炎特征。

【治疗方案及原则】

1. 一般治疗：休息，甲肝、戊型应予消化道隔离，以高热量、高蛋白、高维生素低脂肪饮食，不能进食者予补液和补充热卡。

2. 保肝药：选1～2种保肝药，避免使用对肝脏及胎儿有损害药物。

3. 加强护理：注意病人和胎儿状况。

4. 对于急性无黄疸型肝炎患者，妊娠不至于导致肝功能明显恶化，不需终止妊娠。对于单纯 HBsAg 阳性或 HBeAg、HBV DNA 均阳性之孕妇，加强随诊观察，不必终止妊娠。对新生儿进行正规的乙型肝炎疫苗及乙型肝炎高效价免疫球蛋白注射，以防母婴传播。

妊娠合并急性黄疸型肝炎，比一般黄疸型肝炎病情重，故应积极保肝治疗，轻型（血清胆红素＜85.5μmol/L，即 5mg/dl）按中型（血清胆红素＜171μmol/L，即 10mg/dl）处理，中型按重型（血清胆红素＞171μmol/L，10mg/dl）处理。一般不需终止妊娠，如怀疑有急性、亚急性重型肝炎倾向，应及早按重型肝炎处理。

二、妊娠合并慢性病毒性肝炎

【临床表现与诊断要点】

1. 症状：患者感乏力，食欲不振，腹胀、肝区不适感。

2. 体征：可有肝掌，蜘蛛痣，皮肤、巩膜可有黄染，肝、脾可肿大，肝区叩痛等。

3. 实验室检查：ALT、AST 增高，胆红素升高，血清白蛋白降低，球蛋白升高，A/G 倒置等。

病毒学检查主要以乙型肝炎和丙型肝炎为主，乙肝指标除 HBsAg（＋）、HBeAg 和抗-HBc（＋）外，尚可有 HBsAg（＋）、抗-HBe（＋）、抗-HBc（＋）（HBV 变异株）。

4. B 超检查：肝包膜增厚，回声增粗、分布不均、门脉可增宽和脾大等。

5. 病理：有慢性肝炎特征。

【治疗方案及原则】

1. 一般治疗：同急性肝炎。

2. 保肝药物：同急性肝炎，如有低蛋白血症者，适当补充蛋白质。

3. 病情控制良好，可维持妊娠，但应权衡母婴情况而定，见肝硬化妊娠的处理原则。

三、妊娠合并重型肝炎

【临床表现与诊断要点】

1. 重型肝炎分三型

（1）急性重型肝炎：急性起病，2 周内出现Ⅱ度以上肝性脑病，出血倾向、出血且排除其他原因。

（2）亚急性重型肝炎

1）急性起病，发病 15 天至 24 周；出现极度乏力，高度腹胀，明显食欲不振；

2）凝血酶原时间降到 40％ 以下者可有出血；

3）深度黄疸；

4）可有大量腹水、水肿及其他并发症。

（3）慢性重型肝炎：在慢性肝炎基础上，有上述亚急性重型肝炎表现。

2. 体征：皮肤深度黄疸，有大量出血瘀斑，腹水及可凹性水肿，肝脏浊音界缩小等。

3. 实验室检查：肝功能检查示肝实质严重损害表现如下：

（1）凝血酶原活动度（PTA）低于40%。

（2）血清胆红素迅速上升，每天上升≥17.1μmol/L或血清胆红素大于正常值10倍（>171μmol/L）。

（3）ALT由高渐降低、胆红素逐渐升高，形成"酶降胆升"的分离现象。

4. 影像学检查：B超或CT提示肝脏萎缩和/或有腹水。

5. 病理：重型肝炎特征，有大块、亚大块肝坏死等特点。

【治疗方案及原则】

1. 一般治疗：保证足够液量与热卡、多种维生素，维持水电、酸碱平衡等。

2. 预防及治疗肝性脑病，弥慢性血管内凝血（DIC）等。

3. 妊娠3个月内应终止妊娠。

4. 预防和积极治疗各种并发症。

四、妊娠合并肝炎肝硬化

【临床表现与诊断要点】

1. 肝病史及症状：有多年慢性乙、丙型肝炎或病毒携带史，可有乏力、食欲不振、腹胀、腹泻等症状。

2. 体征：肝病面容、肝掌、蜘蛛痣、肝脏质硬、脾脏肿大。

3. 实验室检查

（1）有肝功能不全。

（2）门脉高压症。

（3）脾功能亢进的表现。

（4）肝功正常为静止性，异常为活动性，有肝纤维化指标异常。

4. 影像学检查：B超和CT提示肝硬化特征。

【治疗方案及原则】

1. 积极保肝综合支持治疗。

2. 处理原则应因人而异，代偿良好的非活动性肝硬化患者，一般亦不需终止妊娠。但如炎症处于活动状态（明显黄疸，ALT升高，血浆γ-球蛋白明显升高），或为失代偿期肝硬化，此类患者不宜妊娠，一旦妊娠应考虑终止妊娠，但如已为晚期妊娠，终止妊娠已较困难则可在密切观察下继续妊娠，分娩前应作好抢救准备，如有凝血象异常情况，在产前可以输以相应成份血，或凝血酶原复合物或纤维蛋白原等，常规补充维生素K_1，产时应力争缩短第二产程，作好预防大出血的准备，在充足准备的条件下行剖腹产手术并非禁忌，是否行手术需因患者情况而定。产后应注意防止与治疗感染。

第二节 妊娠特发性肝病

一、妊娠剧吐肝损害

【临床表现】

1. 早孕期出现剧烈呕吐不能进食,尿少。

2. 有脱水征,皮肤可见黄疸,无慢性肝病体征。

【诊断要点】

1. 与妊娠反应时间及程度同步出现。

2. 实验室检查:尿比重增加,尿酮体阳性;电解质与酸碱平衡紊乱,代谢性酸中毒等。肝功损害一般 ALT $\leqslant 200\mu/L$,胆红素 $\leqslant 85.5\mu mol/L$(5mg/dl)。肝炎病毒学标志阴性。

3. 影像学检查:无特异性。

4. 对症治疗:呕吐停止后病情迅速好转。

【治疗方案及原则】

1. 迅速补充液体及热量,尿酮体消失后仍需巩固治疗。

2. 心理治疗:缓解焦虑情绪。

3. 如症状不改变,合并心、肾功能异常者,可终止妊娠。

二、妊娠肝内胆汁瘀积症

【临床表现】

1. 妊娠中、晚期出现皮肤瘙痒,夜间加重,四肢末梢尤甚,继之出现黄疸。

2. 可有胎儿窘迫及先兆早产表现。

3. 体征:皮肤黄疸,有皮肤抓痕,多无皮疹表现,无肝病表现。

【诊断要点】

1. 既往妊娠有同样病史。

2. 孕中、晚期出现先瘙痒后出现黄疸。

3. 实验室检查:有胆汁淤积症的特征,ALT 轻度升高,直接胆红素占总胆红素的60%以上,ALP 及血脂升高。PTA 略低。

4. 影像学检查:B超肝回声增强,光点密集,分布均匀。产后黄疸消退后肝回声恢复。

5. 妊娠终止症状即缓解。

【治疗方案及原则】

1. 利胆治疗：首选苯巴比妥，次选熊去氧胆酸等。

2. 监护胎儿，预防早产。

3. 适时终止妊娠。

三、妊娠高血压综合征肝损害（HELLP 综合征）

【临床表现】

1. 具有妊娠高血压征表现：妊娠 24 周后出现的血压升高，水肿，蛋白尿，在此基础上出现黄疸，肝区不适或疼痛。

2. 体征：血压增高，皮肤黄疸，有眼底动静脉痉挛及黄疸出血倾向。

【诊断要点】

1. 妊娠中、晚期在妊娠高血压征基础上出现黄疸，ALT、AST 升高及血小板减少，肝炎病毒标志阴性。

2. 影像学检查：B 超可见门静脉增宽、脾大，肝被膜下可有血肿。

【治疗方案及原则】

1. 积极治疗高血压症。

2. 加强母婴临产时护理。

3. 病情平稳后，尽快终止妊娠。

4. 预防出血，预防弥漫性血管内凝血，防止感染及做好新生儿抢救准备。

四、妊娠急性脂肪肝

【概述】

妊娠急性脂肪肝是一种妊娠期特殊的急性肝脂肪变性，最早命名为"产科肝急性黄色萎缩"后有"妊娠相关的急性脂肪变"，"妊娠急性脂肪肝"等名称。

病理改变为肝组织重度脂肪变性，肝脂肪变从小叶中心开始，几乎波及整个小叶，仅在汇管区周围似有界限清楚的正常肝细胞层，明显地缺乏坏死与炎症反应，在全部脂肪变的区域中，仅偶可见到极轻度小圆形细胞浸润，汇管区无异常。小叶中心区可出现胆汁栓子，与暴发性肝炎比较，此病明显缺乏肝小叶内肝细胞广泛坏死。

病因未明。有以下观点：

（1）与脂肪酸氧化缺陷有关，可能属遗传病。有人将其归入肝微泡性脂病群，从 Reye 病（肝脑脂变综合征）患者证明有脂肪酸氧化缺陷存在，此缺陷在本病亦已得到证实。推测属常染色体隐性遗传病。患儿之母初查是杂合子的不完全表现型或有脂肪酸氧化缺陷的存在。

（2）肝细胞内脂肪沉积与妊娠时凝血机制异常（DIC）有关。

(3)有人认为先兆子痫可能属于肝微泡性脂病群,急性妊娠脂肪肝是其中最严重的一型。

(4)与低蛋白营养不良有关。

【临床表现】

1. 年轻孕产妇,第一胎多见,可伴妊娠高血压和胎儿窘迫。

2. 妊娠期末3个月(36~40周)最多。

3. 急性起病进行性加重,以恶心呕吐,多喜冷食开始,继之乏力,尿黄及严重水肿,黄疸可迅速加深,伴出血倾向及肾功能衰竭。

4. 病初神志大多清醒,临终前始出现昏迷。

5. 肝脾不肿大,质地软。

【诊断要点】

1. 妊娠晚期急性起病,症状进行性加重的。伴进行性加重的胎儿窘迫。

2. 一般无发热、无肝脏病表现,但肾功异常及出血倾向较早出现。

3. 实验室检查

(1)外周血象示白细胞总数增高,一般为$2\sim3\times10^9/L$,最高为$5\sim9\times10^9/L$,血小板下降,可见母红细胞,巨血小板及嗜碱性点彩细胞。

(2)尿常规、尿胆红素一般阴性,但亦可阳性。

(3)肝功能检查:血清胆红素以直接胆红素为主,ALT升高,ALT/AST<1.0(AST/ALT>1.0),ALP轻至中度升高,可有低蛋白血症,低血糖症。重者肾功能异常及DIC表现,如病情无缓解而肌酐低于正常,提示预后不良。

4. B超:可发现脂肪肝特征。

5. 病理:特异性脂肪染色可见肝细胞线粒体内脂肪反应阳性,电镜下肝细胞线粒体肿胀,呈多形性。

【治疗方案及原则】

1. 本病尚无特效疗法。治疗中应采取综合性治疗措施。

2. 提高对妊娠急性脂肪肝的认识,早诊断,早治疗,尤其对DIC的早期诊断及时处理,是抢救成功的关键。急性妊娠脂肪肝易合并妊娠高血压,后者易发生慢性DIC。DIC一旦确诊,应早期使用肝素。产科发生DIC可分为急性、亚急性和慢性,与内科疾患合并DIC不同,一是大多相对发生缓慢,二是预后较好,大多数是可逆性质的。在使用肝素同时,可输新鲜血、血浆、凝血因子等。

3. 急性妊娠脂肪肝应强调早期行剖腹产或引产,从80年代实行上述措施以来,胎儿存活率已达80%,母亲存活率亦明显提高。

4. 如DIC经剖腹产术仍不能控制,可考虑行子宫切除。肝功能衰竭及肾功能衰竭治疗同急性重型肝炎及内科治疗措施。

第十二章　先天性非溶血性胆红素代谢缺陷

第一节　Gilbert 综合征

【概述】

又称慢性家族性（或先天性）非溶血性黄疸，是常染色体显性遗传性疾病，系肝细胞内胆红素葡萄糖醛酸转移酶部分缺乏所致。患者多无明显临床症状，部分可有乏力、消化不良、肝区不适，多在青少年时期因体检或其它疾病作检查发现。其特征是血中间接胆红素呈轻度升高，可因饥饿、感染、发热、手术、酗酒、妊娠或劳累而诱发或加重，有时也可伴有轻度溶血性贫血。

【诊断要点】

1. 血清胆红素升高，一般在 22.1～51μmol/L，以间接胆红素升高为主。其他肝功能检查正常。

2. 饥饿实验：给予低热量饮食（1300～1700kJ/d）2～3 天后，血清胆红素增加 26μmol/L 以上或较原水平增加 2 倍，有诊断意义。

3. 口服苯巴比妥（60mg，3 次／天）2 周，黄疸显著改善有诊断意义。

4. 胆囊显影正常。

5. 肝组织学正常。

【治疗方案及原则】

本病预后良好，不影响健康，无需特殊治疗。

第二节　Crigler-Najjar 综合征

【概述】

又称先天性葡萄糖醛酰基转移酶缺乏症，系肝细胞内葡萄糖醛酰基转移酶中、重度缺乏所致，中度缺乏为 II 型，为常染色体显性遗传，完全缺乏为 I 型，为常染色体隐性遗传。

【诊断要点】

1. 黄疸 Ⅰ型一般发生在出生后 2～4 天，Ⅱ型稍晚，有时也可能在青少年时期出现。Ⅰ型者常见核黄疸，表现为肌肉痉挛和强直、角弓反张。

2. 血清胆红素升高 Ⅰ型一般在 340～770μmol/L，Ⅱ型一般为 102～340μmol/L，以间接胆红素升高为主。其他肝功能实验正常，无溶血证据。

3. 肝组织学无特殊改变，可见毛细胆管内胆栓，伴有核黄疸的病人可见大脑基底节神经核被间接胆红素深染。

【治疗方案及原则】

Ⅰ型患者苯巴比妥无效，换血疗法或光照疗法可暂时降低血清间接胆红素浓度，多在出生后 1 年内死于核黄疸。Ⅱ型患者可服用苯巴比妥，预后较好。

第三节 Dubin-Johnson 综合征

【概述】

又称先天性非溶血性黄疸（直接Ⅰ型），以青少年多见，慢性或间歇性黄疸，可有肝区不适，乏力，恶心，食欲减退等，可因感染、发热、酗酒、妊娠、避孕药物或劳累而诱发或加重。是常染色体隐性遗传性疾病，系肝细胞对胆红素摄取和结合正常，而在肝细胞内转运以及向毛细胆管排泌缺陷所致。

【诊断要点】

1. 血清胆红素升高，一般在 34.2～85.5μmol/L，以直接胆红素升高为主，尿胆红素阳性，其他肝功能实验正常。

2. BSP 实验呈双峰曲线，对该病有诊断意义。即静注 BSP 后第 45 分钟，血浆 BSP 潴留量正常或轻度升高，90 分钟时潴留量再次升高，大于 45 分钟时的浓度。另一特点是尿中粪卟啉的排泄有特征性改变：粪卟啉排泄总量正常（200mg/24h），但其中粪卟啉Ⅰ所占比例明显增加（＞80％，正常人＜20％）。

3. 口服胆囊造影检查时，75％ 不显影或显影较淡，静脉造影也有半数不显影。

4. 肝脏肉眼观呈黑褐色或暗灰色，肝穿刺标本呈黑色；组织学检查肝细胞内色素颗粒沉着，无炎性表现。

【治疗方案及原则】

本病预后良好，一般无需特殊治疗。

第四节　Rotor 综合征

【概述】

又称先天性非溶血性黄疸（直接Ⅱ型），是常染色体隐性遗传性疾病，系肝细胞对胆红素摄取和结合正常，而在肝细胞内转运以及向毛细胆管排泌缺陷所致。

【诊断要点】

1. 与 Dubin-Johnson 综合征相似，但妊娠时症状多可减轻。

2. BSP 实验没有 Dubin-Johnson 综合征的双峰曲线特征，静注 BSP 后第 45 分钟，血浆 BSP 潴留量升高，90 分钟时潴留量不再回升。

3. 尿中粪卟啉排泄量增加，但粪卟啉Ⅰ所占比例与正常人相似。

4. 胆囊造影正常。

5. 肝组织学正常，无色素沉着。

【治疗方案及预后】

本病预后良好，一般无需特殊治疗。

第十三章　自身免疫性肝炎

自身免疫性肝炎（autoimmune hepatitis，AIH）病因不明、发病机理复杂、临床表现多样，多数病人对免疫抑制治疗有良好的效果。本病多发于女性，男女之比为 1∶4，有 10～30 岁及 40 岁以上两个发病年龄高峰。过去认为本病在我国极为少见，但近年发现的病例明显增多。

【临床表现】

在临床上绝大多数病人表现为慢性肝炎，约 40% 病人以急性肝炎起病，偶有以暴发性肝衰竭为主要表现者。主要症状为乏力、食欲不振、腹痛（10%～20%），发热（20%）；许多病人有黄疸，近半数病人有肝脾肿大。在作出诊断时约 30%～80% 的病人已有肝硬化，10%～20% 的病人已发生肝功能失代偿。本病可有多种自身免疫性疾病的表现，关节病和关节周围肿胀较常见，但一般无明显关节面的破坏。

【诊断要点】

1. 本病的诊断主要靠典型的临床表现、实验室检查结果及肝组织病理学改变，并排除其它肝脏疾病。

（1）血清转氨酶（AST、ALT）明显升高，碱性磷酸酶和谷氨酰转肽酶正常或仅轻度升高；球蛋白、γ 球蛋白或 IgG 明显升高，且常≥1.5 倍正常上限。

（2）除外遗传代谢性疾病（α_1 抗胰蛋白酶表型正常、血清铜蓝蛋白水平正常、铁及铁蛋白水平正常）、活动性病毒感染（无现症甲、乙、丙、戊型肝炎病毒感染的血清标志物）、酒精性或中毒性肝病（每日饮酒精量<25g，近期未应用肝毒性药物）。

（3）自身抗体阳性，如抗核抗体（ANA）、抗平滑肌抗体（SMA），或抗肝肾微粒体抗体 1（抗-LKM-1）≥1∶180（成人）或≥1∶40（儿童），但抗线粒体抗体（AMA）阴性。也有部分病人抗中性粒细胞胞浆抗体（ANCA）、抗 - 可溶性肝脏抗原 / 肝- 胰（抗-SLA/LP）、抗 - 肝胞质抗原 -1（抗-LC-1）或抗- 去唾液酸糖蛋白受体（抗-ASGPR）阳性。

（4）肝脏病理学改变：界面性肝炎，汇管区淋巴细胞特别是浆细胞浸润；无明显胆管损坏、肉芽肿或提示其它疾病的病变。

2. 诊断分型　根据自身抗体的阳性情况，可将 AIH 分为 3 型。但它们在临床表现、自然病程及对治疗的应答方面差别不大。

AIH 1 型：ANA,SMA 或 ANCA 阳性,是最经典的 AIH,约占所有 AIH 的 60%~80%。

AIH 2 型：抗-LKM1 和/或抗-LC1 阳性,多发于儿童。欧洲学者报道本型约占所有 AIH 病人的 20%,而美国报道它只占 4%。

AIH 3 型：抗-SLA/LP 阳性,约占 AIH 的 10%~20%(亦有学者认为 3 型和 1 型在临床上并无本质差别,故统称为 1 型)。

【治疗原则与方案】

1. 治疗原则　肾上腺皮质激素是治疗 AIH 的主要药物,从理论上说泼尼松需在肝脏代谢为泼尼松龙而发挥作用,但据报道二者的实际临床疗效并无差别,只是前者的剂量比后者稍低。一般经治疗数天至数周后血液生化即开始有明显的改善,但肝脏组织学改善晚于临床症状及血液生化的改善 3~6 个月。即使经过 2 年激素治疗达到缓解包括组织学恢复正常者,在停药后仍有较多患者复发,因此不宜过早停药。目前多主张采用小剂量激素或小剂量激素联合硫唑嘌呤长期维持治疗。

2. 治疗的指征　如果血清 AST≥10 倍正常上限或血清 AST≥5 倍正常上限,同时 γ 球蛋白≥2 倍正常上限,肝组织学上有桥接样坏死或多腺泡坏死,应该给予激素治疗或激素加硫唑嘌呤治疗。对于生化和病理学有明显改变但未达到上述指标者,应根据病人的具体情况来决定是否进行治疗。对于静止性肝硬化者、仅有汇管区炎症或已出现门脉高压并发症者,一般不宜再用激素治疗。

3. 初次治疗方案

(1)单用泼尼松疗法：适合于白细胞明显减少、妊娠、伴发肿瘤或硫唑嘌呤甲基转移酶缺陷者,或仅需短程治疗者(≤6 个月)。第一周：泼尼松 60mg/d;第二周：40mg/d;第三周：30mg/d;第四周：30mg/d;第五周起：20mg/d,维持到治疗终点。

(2)泼尼松与硫唑嘌呤联合疗法：适用于绝经后妇女、骨质疏松、脆性糖尿病、肥胖、痤疮、心理不稳定或有高血压者。泼尼松剂量为第一周：30mg/d;第二周：20mg/d;第三周：15mg/d 第四周：15mg/d;第五周起：10mg/d。第一周开始即同时服用硫唑嘌呤 50mg/d,维持到治疗终点。

4. 治疗终点及其对策

(1)缓解：症状消失,血清胆红素及 γ 球蛋白水平正常、血清转氨酶正常或在正常上限 2 倍以内,肝组织学正常或仅有轻微炎症但无界面性肝炎。可在 6 周内逐渐停用泼尼松及硫唑嘌呤,并定期检测有无复发。

(2)不完全应答：在治疗中其临床、实验室及组织学指标部分改善或无改善,治疗 3 年仍未达到缓解,但病情无加重。对此种病人可将药物剂量减至能预防恶化的最小量长期维持。

（3）治疗失败:尽管对治疗的依从性良好,其临床、实验室及组织学指标仍然恶化、血清转氨酶水平升高 67%、出现黄疸、腹水或脑病。可给泼尼松 60mg/d,或泼尼松 30mg/d 加硫唑嘌呤 150mg/d,至少给药一个月,然后每月根据改善情况减量直到维持剂量。

（4）药物毒性:出现不能耐受的容貌改变、有症状的骨质减少、心理不稳定、难以控制的高血压、脆性糖尿病或进行性白细胞减少。根据副作用的严重程度,将可疑药物减量或停用之,采用能够耐受的、经过剂量调整的药物维持治疗。

激素可引起骨质疏松,因此对容易发生骨质疏松的绝经后女性患者应鼓励其多运动、增加饮食中钙的含量,应每天补充 1～1.5 克钙、每周补充维生素 D 5000 单位,双膦酸盐如阿伦达唑每天 10mg 或每周 70mg。对于同时患有高血压病、糖尿病或消化性溃疡的病人采取相应的治疗措施。

（5）复发:达到缓解而停药后 AST 水平＞3 倍可判断为复发。可在重新应用标准疗法诱导缓解后,在临床和生化指标稳定的情况下每月减去 2.5mg 泼尼松,直至能够防止临床症状出现并使 AST 维持在正常值 5 倍以下的最低剂量。另一种方案是在达到缓解后,将泼尼松完全停用,同时将硫唑嘌呤提高至每日 2mg/kg 无限期维持治疗。

5. 其它试用中的疗法:有人试用其它免疫抑制剂如环孢素 A（5～6mg/(kg·d)）、它克莫司（4mg,2 次/天）、霉酚酸酯（2g,2 次/天）、布地耐得（3mg,3 次/天）。亦有人试用熊去氧胆酸（13～15mg/(kg·d)）,有可能改善肝功能实验指标。

第十四章　原发性胆汁性肝硬化

【概述】

原发性胆汁性肝硬化（primary biliary cirrhosis，PBC）是一种慢性肝内胆汁淤积性疾病，在病理学上表现为进行性、非化脓性、破坏性小胆管炎，最终将发展为肝硬化。本病患者男、女之比为 1：9～10，年龄多在 40～60 岁，文献中至今未见儿童病例报道。其病因和发病机理尚不完全清楚，但多认为和自身免疫有关。过去曾认为本病在我国极为少见，但近年来临床上发现的 PBC 病例明显增多。

【临床表现】

本病的临床特点为乏力、瘙痒、血清碱性磷酸酶（ALP）及 γ 谷氨酰转肽酶（γGT）升高、免疫球蛋白 M 升高、抗线粒体抗体（anti-mitochondrial antibody，AMA）阳性，而影像学上无肝外胆道梗阻的征象。此外许多病人伴有眼干、口干症状，而且早期病例并无黄疸或血清胆红素升高。

【诊断要点】

1. 具备下列（1）、（2）、（3）或（1）、（2）、（4）条者可诊断为 PBC：

（1）血清 ALP 升高、γGT 升高。

（2）B 超或 CT、MRI 等影像学检查显示无肝外胆道及肝内大胆管梗阻征象。

（3）免疫荧光法 AMA ≥1：40，或 ELISA 法 AMA-M$_2$ 定量测定高于正常值。

（4）肝活检组织病理学显示典型的肉芽肿性胆管炎、汇管区淋巴细胞聚集、小叶间胆管破坏、数目减少，细小胆管增生，可伴有纤维化及肝硬化。

2. 对于同时具有 PBC（AKP 升高 2 倍以上，AMA 阳性，病理学上有小胆管损害）和自身免疫性肝炎（ALT 升高 5 倍以上，血清 IgG 升高 2 倍以上或 SMA 阳性，肝脏中度以上碎屑样坏死）主要特点各 2 个以上者，应诊断为 PBC 和自身免疫性肝炎重叠综合征。

3. PBC 的鉴别诊断

（1）原发性硬化性胆管炎（PSC）：也是一种自身免疫性胆汁淤积性疾病，可累及肝外胆管、肝内胆管或同时累及二者。多见于中青年男性（儿童也可发病），且多伴有溃疡性结肠炎,血清抗中性粒细胞胞浆抗体(ANCA)阳性,在 ERCP 上呈现节段性胆管狭窄及扩张而呈串珠状。

(2)自身免疫性肝炎:亦多见于女性,主要表现为转氨酶升高,ANA、SMA 阳性,或抗肝肾微粒体抗体 1(LKM1)、可溶性肝脏抗原抗体(SLA)阳性。

(3)药物性肝内胆汁淤积:临床上可引起肝内胆汁淤积的药物有:吩噻嗪、氟哌啶醇、丙咪嗪、阿莫西林、克拉维酸、磺胺类、雌激素或雄激素类等。一般在开始用药后 6 周内出现急性肝内胆汁淤积的临床表现,如血清 AKP 和 GGT 升高并可伴有皮肤瘙痒,但 AMA 阴性。一般在停药数周至数月后可完全恢复。

【治疗方案及原则】

1. 熊去氧胆酸能够促进胆汁分泌、对抗疏水性胆酸所致的肝细胞凋亡及坏死、及某些免疫调节作用,是目前国内外所推荐的治疗 PBC 的首选药物。多项随机、双盲、安慰剂对照临床试验表明本药可显著改善 PBC 患者的血生化异常、延缓肝脏组织学进展,但对于能否改善瘙痒等临床症状、延长病人的生存期及对肝移植的需求尚有不同的观点。熊去氧胆酸的剂量为 13~15mg/(kg•d),可分 2~3 次口服。因为本药并不能去除 PBC 的病因,因此需要长期治疗(终身治疗或直到肝移植)。本药无明显毒副作用,仅部分病人在开始服用时有轻度腹泻,一般继续服用即可消失;对于腹泻严重者,可从较小的剂量开始,逐渐增加剂量。

2. 对于熊去氧胆酸无效或疗效不明显者,应检查病人的用药依从性、剂量是否足够及诊断是否有问题。对于已除外这些情况者,可考虑在熊去氧胆酸的基础上加用下列药物之一:环孢素 A 4mg/(kg•d);秋水仙素 0.6mg/d;氨甲蝶呤 15mg,每周一次;酶酚酸酯(MMF)1g,每日 2 次;泼尼松(或泼尼松龙)10~15mg/d。应严密监测这些药物的毒副作用(如骨髓抑制、肝肾功能损害、高血压、糖尿病、骨质疏松等)。据文献报道,单独应用这些药物多无效或疗效不能肯定,或者副作用明显,因此一般不主张作为首选药物或单独应用。对于诊断为 PBC 与自身免疫性肝炎者重叠综合征者,开始即可加用激素治疗。

3. 对症治疗

(1)皮肤瘙痒:第一线药物为胆酪胺,它是一种阴离子结合树脂,可在肠道内结合胆酸并阻止其吸收。初始剂量为 4g,于早餐前后服用,每日最大量可达 16g。其口味不佳,而且有腹胀、腹泻或便秘等不良反应。注意本药应与其他药物至少间隔 4 小时服用。如果对胆酪胺无效或不能耐受,可以服用利福平 150mg,每日 2~3 次,有效者应在 1 个月内见效。本药的不良反应为在部分病人可引起间接胆红素升高,尿色加深,并偶可引起肝细胞损害、肾小管损害或血小板减少。对于利福平仍无效或有严重副作用者,可试用阿片样受体阻断剂。

有报道静脉给予纳络酮（0.4mg/次，每日 2～3 次）治疗 PBC 患者瘙痒有效，但长期应用不方便；最近有报道口服纳曲松（naltrexone，50mg/d）治疗 PBC 瘙痒也有一定疗效，而且未见到药物撤除症状。

（2）骨质疏松：对所有诊断为 PBC 的病人均应作 X 线双能量骨密度测定（腰椎或股骨），以后每 2 年复查一次。为防止骨质疏松，每日口服钙的摄入量应为1.5g，维生素 D 1000IU（或 10000IU，肌注，每月一次）。对于有骨质疏松者，可应用双膦酸盐阿伦达唑（alendronate，10mg/d）治疗。降钙素对 PBC 所致骨质疏松者疗效尚不确定。

（3）补充脂溶性维生素：皮下或肌肉注射维生素 K_1 10mg，每月一次；口服维生素 E 10～20mg/d，或肌注 100～400mg，每月一次；维生素 D 已于前述。对于维生素 A 的补充应谨慎，因为维生素 A 过量可导致肝脏损害特别是肝纤维化。

4. 肝移植：对于 PBC 晚期发生肝功能失代偿者，原位肝移植是唯一有效的治疗方法。PBC 肝移植的指征为：已发生反复消化道出血、肝性脑病、顽固性腹水、反复发生自发性细菌性腹膜炎、肝肾综合征者，或有严重骨质疏松、不可忍耐的瘙痒者，血清胆红素大于 $170\mu mol/L$（10mg/dl）者。术后 1 年的存活率约为90%，5 年存活率约可达 80%，10 年存活率约为 70%。PBC 的复发率（肝组织学上出现典型的肉芽肿性小胆管破坏者）为 8% 左右。

第十五章　原发性硬化性胆管炎

【概述】

原发性硬化性胆管炎（Primary sclerosing cholangitis，PSC）是一种少见的胆系疾病，其特征为缓慢进展性的肝纤维化和胆管壁纤维性增厚、管腔缩窄，最后导致肝内淤胆、胆汁性肝硬化，门脉高压和肝功能衰竭。约8％～10％转变为胆管癌。即使经内、外科积极地综合治疗，预后不佳。

【临床表现】

男性病人多见，男女比例为2：1。平均发病年龄为35～50岁。起病缓慢，准确起病时间不明确。

1. 一般症状：乏力，消瘦，食欲差，体重下降，间歇性上腹部疼痛。

2. 胆管炎症状：随着病变的发展，可表现为典型或不典型的复发性胆管炎症状，如右上腹及剑突下疼痛，畏寒发热，黄疸，经抗感染及保肝治疗后，症状可暂时性缓解，少数可发展为重症胆管炎，出现全身感染中毒症状。黄疸呈一过性或进行性加重，表现为梗阻性黄疸，全身皮肤瘙痒。

3. 伴发症

（1）胆管结石：胆管结石是PSC病变发展过程的表现之一，长期淤胆及继发感染可能是PSC并发胆管结石的原因。

（2）溃疡性结肠炎：约60％～70％ PSC伴发溃疡性结肠炎，可出现溃疡性结肠炎的症状如腹痛，慢性腹泻，大便隐血阳性或血便等。

（3）其它免疫相关疾病：PSC可伴发硬化性甲状腺炎，风湿性关节炎，红斑狼疮，腹膜后纤维硬化，类肉瘤病等，提示PSC发病与机体免疫介导有关，应注意相关症状并作相应检查确诊。

4. 晚期表现：PSC至晚期，可出现持续黄疸，肝脾肿大，门脉高压症，肝昏迷，胰腺增大，或伴慢性胰腺炎症状等。

【诊断要点】

PSC的临床表现，血液生化和肝组织学检查均缺乏特异性，诊断时应综合分析。

1. 临床诊断

（1）进行性梗阻性黄疸和反复发作的胆管炎。

（2）既往无胆道外伤和手术史。

（3）常合并溃疡性结肠炎，硬化性甲状腺炎，风湿性关节炎，红斑狼疮，腹膜后纤维硬化，Crohn 氏病等自身免疫性疾病。

（4）经长期随访可除外硬化性胆管癌。

2. 辅助检查

（1）血液生化检查：血清碱性磷酸酶（ALP）常显著增高，部分病例无明显临床症状，仅出现顽固性 ALP 增高。血清胆红素及转氨酶也可不同程度增加。75％ 的病人血浆铜蓝蛋白升高。晚期可出现低白蛋白血症及凝血功能障碍。血清 IgM、IgG 及 IgA 均可增高。抗中性粒细胞胞质抗体（ANCA）阳性有助于诊断，但不具特异性。

（2）B 超检查：表现为肝脏肿大，结构紊乱，胆管壁增厚，与邻近组织分界不清，管腔狭窄不匀称，狭窄远端胆管扩张，有时出现结石强光影。

（3）胆管造影：胆管造影对 PSC 的诊断有肯定的价值。ERCP 是常用的方法，亦可选用 PTC 或与 ERCP 联合检查。磁共振胆管胰管造影可在有条件单位开展。PSC 胆管造影的主要表现为胆管壁呈串珠样改变或僵硬呈枯树枝状、管腔狭窄和胆管树减少。

（4）肝穿刺活检：对诊断有帮助，但其改变不属特异性。PSC 与原发性胆汁性肝硬化及其它自身免疫性肝炎有类似的组织学改变，还可受肝病变发展不一致、不典型或部位不均等影响。

【治疗方案及原则】

1. 药物治疗：免疫抑制药物如泼尼松、氨甲蝶呤、青霉胺等的应用可降低 ALP，但对其它肝功能和肝组织学结果与未治疗者比较均无明显改善。有报道应用熊去氧胆酸（UDCA）13～15mg/（kg·d）可使 ALP、胆红素及转氨酶下降，但肝组织学无改观。

2. 内镜治疗：内镜治疗是缓解主要胆管狭窄、梗阻和感染的有效方法，但对高位肝胆管狭窄仍需借助其它方法。内镜治疗包括经十二指肠镜切开 Oddi 括约肌，探条或气囊管扩张胆管狭窄，胆管取石、冲洗或引流，狭窄处放置内支架等。由于 PSC 的进展性纤维化特性，胆管狭窄很少局限于胆总管下端，且仅用探条或气囊管扩张治疗，狭窄复发机会多，故近年来多采取扩张狭窄加内支架联合治疗，一般保持数月后更换或取掉支架。

3. 手术治疗

（1）常规性手术：对 PSC 手术通常根据病变情况而定。常用的有胆管切开减压、取石加 T 管或 U 形管外引流术，狭窄切除或未切除的胆肠吻合术等。术中胆管造影可以帮助了解近远端胆管狭窄情况。这些手术对缓解主要胆管梗阻和感染是行之有效的方法,对重症化脓性胆管炎更是有力的抢救措施。但无法解决肝胆管广泛高位狭窄及其感染并发症;术后的胆道感染发病率较高,特别是胆肠吻合术和长期 U 形管引流术后复发性胆管炎更常见。

(2)肝移植术:原位肝移植(Orthotopic liver transplantation,OLT)是治疗晚期 PSC 较理想的方法。适应于失代偿期肝硬化、门脉高压及高位胆管狭窄所致复发性胆管炎。PSC 肝移植术后 5 年生存率达 74%~78%。但若发生癌变则疗效锐减,其 5 年生存率仅为 26.7%。因此许多中心把胆管癌作为移植禁忌。且近年来发现 PSC 肝移植术后胆管狭窄复发的发生率显著多于其他疾病肝移植者,其原因尚待研究。

总之,PSC 病变进行性发展的特性决定了患者预后不良。其自然病程差异较大,大数量病例研究显示,从诊断 PSC 起到死亡为止定为自然病程,平均生存期约 12 年。诊断时的年龄,血清胆红素浓度,肝组织学病变程度等是影响预后的因素,肝衰、上消化道出血及胆管癌变是缩短生存期的危险因素。

第十六章　肝豆状核变性

【概述】

肝豆状核变性（Hepatolenticular degeneration），又称威尔逊氏病（Wilson's disease），是一种常见染色体隐性遗传性疾病，表现为铜代谢异常。其特点是铜在体内肝、脑、肾、骨及角膜内沉积，导致组织损伤，由此引起一系列临床症状。肝豆状核变性是遗传代谢性疾病中少数有办法治疗的疾病之一，早期诊断、早期治疗、终身治疗，可望有正常的寿命与生活质量。以肝损害表现开始的患者，常死于肝衰竭；肝、神经系统和肾等多脏器同时损害的病例，治疗效果较差，病死率较高。

【临床表现】

1. 可发生于任何年龄，7～12岁多见。男稍多于女。

2. 首发表现多样，以肝功异常和神经系统异常占大多数。

3. 肝病症状：表现为纳差、疲乏、黄疸、腹胀、腹痛等，似急性或慢性肝炎的病程，甚至表现为重型肝炎、肝硬化、腹水。体检发现肝脾肿大、腹水、浮肿、黄疸。偶见首次就诊已是肝衰竭。

4. 神经系统及精神表现：可为首发病症状，有部分在肝脏损害表现后数月或数年发生。主要表现是锥体外系症状，肌张力改变，精细动作困难，构音障碍，咀嚼困难，肢体震颤，类似舞蹈症，常见帕金森样症状。常见精神行为改变，表情呆板、学业退步、思维缓慢。罕见精神抑郁、冲动、精神分裂及人格改变，甚至表现为癫痫、偏瘫等。

5. 角膜环：由于铜沉积于角膜后弹力层所致，角膜边缘形成色素环，称为K-F环。呈灰色、棕绿色或棕黄色，宽约1～3mm，裂隙灯检查即可见。K-F环为本病特有体征。年龄小、病情轻、以肝病或溶血性贫血为主要表现者可无K-F环。

6. 溶血性贫血：一过性或反复发作，轻、中、重度均可见。Coombs试验阴性。

7. 肾脏症状：铜在肾脏堆积，造成肾小管重吸收功能障碍，出现氨基酸尿、糖尿、磷酸尿。以血尿为首发表现也不乏报告。

8. 骨骼改变：关节疼痛、骨骼畸形、自发性骨折等。最易受累的是膝关节、踝关节、双下肢弯曲变形。

9. 皮肤改变：皮肤色素沉着，皮纹增加，多毛或毛发分布异常。

【诊断要点】

1. 家族史：可能有兄、姊患病史或父母有亲缘关系以及家族中有同样患者。

2. 无法解释的肝脏疾病、肝脾肿大、肝功异常，应怀疑此病并做进一步检查。

3. 注意此病首发临床表现多样化的特点，对不能解释的锥体外系表现、溶血性贫血、血尿、肾小管功能不全、代谢性骨病、学业退步、情绪异常、精神障碍等，均应想到肝豆状核变性。

4. 测定血清铜兰蛋白及铜氧化酶吸光度，铜兰蛋白、铜氧化酶吸光度降低是本病的特征之一。但有近5％的患者铜兰蛋白在正常低限或正常范围，有必要反复检查或结合临床诊断。24小时尿铜升高有诊断价值。

5. 角膜K-F环：经典的诊断学特征。部分患者无K-F环。

6. 肝功异常：以肝损害为主要临床表现者生化指标依病情严重程度表现不同。

7. 血常规：不同程度的贫血、已发展为肝硬化、脾功能亢进的患者，白细胞、血小板降低。

8. 脑CT：可见豆状核、尾状核的部位有低密度区，病情严重者有脑室扩大、弥漫性脑萎缩。MRI检查较CT敏感，可见局限性病灶。

9. X线检查：可有骨质疏松、佝偻病、退行性骨关节病。

10. 肝活体组织检查。

11. DNA分析适用于症状前诊断。

【治疗方案及原则】

1. 低铜饮食：每日铜摄入量低于1.5mg。避免进食含铜量高的食物：坚果类、贝壳类、动物肝和血、软体动物、螺、虾、蟹、蕈类、巧克力、可可等。勿用铜制餐具。食物以高蛋白、高氨基酸、高糖、低脂类为宜。

2. 减少铜吸收：硫酸锌，儿童0.1g～0.2g/次，每日3次，或醋酸锌100mg/日，分3～4次口服。或葡萄糖酸锌9～12片/日，分3次服，或甘草锌6～9片/日。

3. 促进铜排出：首选D-青霉胺，0.02g/（kg·d），分2～3次口服。同时服维生素B_6 25mg/日。注意青霉胺副作用。二巯基丙磺酸、二巯基丁二钠等药物均有排铜作用。

4. 中药治疗：黄连、大黄、黄芩、半支莲等中药能促进铜排泄。

5. 对症治疗：锥体外系症状可用安坦、氟哌啶醇、东莨菪碱、左旋多巴。肝、肾、造血系统和骨关节等病症按不同病情给予治疗。

6. 肝移植。

第十七章　遗传性血色病

【概述】

遗传性血色病（Hereditary haemochromatosis，HHC），也称原发性血色病（Primary haemochromatosis）或特发性血色病（Idiopathic haemochromatosis），是常染色体隐性遗传性疾病，由于铁过度吸收及转运障碍，致使铁在肝、脾、胰、皮肤、肾上腺、心、脑垂体、关节等组织、器官实质细胞中过量沉积，造成多器官功能障碍，呈现以皮肤色素沉着、肝硬化及糖尿病三大临床特征为代表的一系列临床表现。

【临床表现】

1. 成年男性多见。早期多数为无症状者，部分患者可表现为乏力，血清转氨酶轻度升高，全身皮肤色素沉着等。

2. 症状明显者表现为：①皮肤色素沉着：多呈青铜色，皮肤薄而干，可累及全身，以腹、颈、腋下、四肢远端伸侧及腹股沟生殖器为明显，可伴有口腔黏膜色素沉着。②肝肿大及肝硬化：可有右上腹疼痛。门脉高压症常不明显，腹水、肝功衰竭一般发生于晚期。③糖尿病：1/2 以上的患者出现糖尿病症状。④性机能减退：常在晚期出现。⑤其它：可引起心脏改变，出现心率失常，乃至心力衰竭，H63D 基因突变患者偶可发生特发性扩张性心肌病。可出现关节病及关节痛症状，尤其是第二、三掌指关节，可表现为骨关节炎样的 X 线改变。少数患者可出现癫痫症状。

【诊断要点】

1. 血清学检查：血清铁大于 32.22mmol/L（正常值 8.95～26.85mmol/L），血清铁饱和度（也称转铁蛋白饱和度 $= \dfrac{\text{血清铁 mg/dL}}{\text{总铁结合力 mg/dL}}$）升高达 80%～100%，血清铁蛋白增至 900～6000μg/L（正常值 20～180μg/L）。该三项指标可作为 HHC 的过筛检查，其中血清铁饱和度为反映体内总铁量增多的最敏感指标。如同时测定红细胞内铁蛋白，能更准确地反映体内组织铁的沉积情况，HHC 患者可较正常者高 70 倍。

2. 肝活检和肝组织铁测定：直接测定肝组织内铁含量是诊断 HHC 的"金标准"。HHC 有症状者组织铁平均低界值为 10000μg/g 干重，超过 22000μg/g

干重者往往与肝纤维化及肝硬化的进展相关。HHC 疾病早期,肝活检仅显示汇管区周围的肝细胞中有铁质沉积。症状明显者,肝细胞中有大量的含铁血黄素的沉积,门脉周围的肝细胞尤其明显。Kupffer 细胞一般缺乏铁质沉积。汇管区纤维化呈慢性进行性发展,最终形成小结节性或大小结节混合性肝硬化。

3. 除外由于严重肝功能损害伴有大量的铁在肝内沉积及血色素沉着的继发性新生儿血色病(secondary neonate haemochromatosis)以及由于先天或后天获得性贫血而多次输血诱发的含铁血色素沉着症(Transfusion-induced hemo-siderosis)。

4. 条件具备者可作 HHC 相关基因 -HFE 基因鉴定。HFE 基因存在 2 种突变:① C282Y 基因突变:欧美国家 HHC 患者中纯合子 C282Y 突变频率高达 80%~90% 以上。② H63D 基因突变:少部分 HHC 患者的 HFE 基因为 H63D 突变,但其中真正的 H63D 纯合子突变型极少,89% 以上为 H63D 与 C282Y 杂合基因型。应注意中国人 HHC 的 HFE 基因突变可能有别于欧洲人群。

5. 影像学检查。

6. 初发者家庭成员 HFE 基因检测。

【治疗方案及原则】

1. 强调早期诊断,早期治疗,可延缓或阻止肝硬化及并发症的发生,延长患者寿命或寿命正常。

(1)静脉放血疗法(Phlebotomy therapy):是目前最有效的方法,常需每周 1~2 次,每次 40ml,需放血数十次到一百次以上,直到转铁蛋白饱和度正常,再维持 3~4 月,甚至每年再作 4~6 次,终身维持血清铁蛋白在 $50\mu g/L$ 以下为宜。该法对充血性心衰、部分糖尿病的虚弱嗜睡、腹痛等常可改善,有肝纤维化逆转及肝癌发生率减低的报道,但对晚期肝硬化、关节病变和性机能减退等常无明显改善。

(2)药物螯合治疗:去铁胺单用疗效欠佳,最好采用非胃肠道皮下持续输注方法用药,其他新一代口服去铁剂仍在研究中。

(3)对合并终末期肝硬化或无肝外转移的原发性肝癌患者可试行肝移植,但疗效尚不够满意。

2. 随着分子遗传学的发展,渴望通过基因疗法达到从根本上治愈 HHC 患者之目标。

第十八章 特发性门脉高压症

【概述】

特发性门脉高压症(idiopathic portal hypertension, IPH)又称非肝硬化性门脉纤维化、非硬化性门脉高压或肝门脉硬化症。是指肝内门静脉分支闭塞性纤维化和硬化导致的门脉高压,临床常表现为脾肿大,贫血和上消化道出血,但没有肝硬化和肝外门静脉阻塞的疾病。病因至今尚未明了。据报道,患者多有从幼年起生活在环境卫生较差或有反复肠道感染的背景,另有认为长期接触或摄入砷、氯化乙烯或细胞毒药物(硫唑嘌呤、白消安等)有关,提出细菌抗原、毒性物质可引起肝内门脉分支根部或窦内皮损伤,产生静脉炎症或血栓形成在发病中起重要作用。本病在印度、日本较多见,在西方国家约占3%～4%。

【临床表现】

患者多为青年男性、中年女性。起病隐匿,发病时间常叙述不清。

1. 脾肿大:所有患者均有程度不等的脾肿大,常伴有脾功能亢进。

2. 上消化道出血:为门脉高压静脉曲张所致,2/3以上经内镜检出食管静脉曲张。

3. 贫血:多有显著贫血及其相关症状。

4. 肝脏:可以触及但无明显肿大,黄疸、腹水少见。无蜘蛛痣、男性乳房发育和皮肤色素沉着等慢性肝病征象。

5. 实验室检查:贫血呈正细胞正色素性或正细胞低色素性,亦常见白细胞和血小板减少,肝功能试验正常或轻度异常。

【诊断要点】

本病主要诊断依据有:

1. 有脾肿大、贫血和上消化道出血的临床表现。

2. 有一种以上的血细胞减少。

3. 肝功能试验正常或近乎正常。

4. 内镜或X线吞钡检查证实有静脉曲张。

5. 实时或彩色多普勒B超证实门静脉主干扩张和侧支循环开放、脾肿大与脾静脉血流量增加,但肝脏质地均一,无肝硬化征象。

6. 特殊检查

（1）直接或间接门静脉造影：是评估门脉系循环最好的方法。显示①肝内中等大门脉分支数目减少、小门脉分支根部狭窄或突然截断，外周或肝包膜下细小分支稀疏或不规则；②门脉主干扩大，但无阻塞；③侧支开放，常可见胃左静脉离肝血流。

（2）门脉压（PVP）和嵌塞肝静脉压（WHVP）测定：PVP 显著升高，超过 $20cmH_2O$，WHVP 轻度升高而显著低于 PVP，提示本病为肝内窦前性阻塞。

（3）同位素闪烁扫描：^{99m}Tc-SC 肝脾放射显像示肝脾显影，骨髓不显影，是本病与肝硬化的主要区别。

（4）腹腔镜、肝组织活检：腹腔镜下见肝包膜略有不平，但无弥漫性结节。肝组织镜下见中等大小门脉分支纤维化及硬化、部分门脉分支有机化血栓及再通、汇管区周围纤维化，有时可见纤维束呈针状伸入肝实质，但小叶结构仍保持正常，没有弥漫性再生肝结节。

并非必须具备以上每一项才能诊断本病，但要确定诊断则须绝对排除各种病因的肝硬化、血吸虫病肝纤维化和肝外门静脉阻塞等。

【治疗与预后】

主要是针对门脉高压的治疗，效果比肝硬化失代偿期要好。

1. 降低门脉压力的药物　如普洛萘尔（心得安）、螺内酯、单硝酸异山梨酯（ISMN）或硝酸异山梨酯（消心痛）。平日选择两种药物联用，参阅门脉高压症章节。

2. 活血化瘀，益气养阴等中医药辩证施治。

3. 内镜下硬化剂注射或套扎曲张静脉。

4. 部分脾动脉栓塞。

5. 外科手术治疗可采用门奇断流术或门体分流术。

本病一般不进展为肝硬化，大多数可正常生活，50％ 患者自疾病开始生存期可达 25 年。预后取决于对静脉曲张出血的防治效果。

第十九章　肝移植的适应证

【概述】

原位肝移植是指将功能严重衰竭的肝脏切除下来，再植入他人的整个或部分肝脏。目前原位肝移植已成为治疗终末期肝病的最有效方法，术后病人的 1 年、5 年和 10 年存活率分别为 80%～90%、70%～80% 和 60%～70%。近年来我国一些大的医学中心也开展了此项工作并已逐步成为常规临床治疗手段。但是，不同病情的患者在接受肝移植手术后的存活期差别很大，手术本身及术后的治疗费用较高，而且器官供体来源严重不足。因此，应正确掌握手术适应证，将有限的资源用于那些经过肝移植手术可望获得长期生存并有良好生活质量的病人。

总的来说，肝移植适合于治疗各种急性肝衰竭、慢性肝病所致的终末期肝硬化、先天性代谢性疾病、肝脏血管异常性疾病及原发性肝脏恶性肿瘤等。现将目前国内外肝脏病学界及肝移植界比较公认原位肝移植手术适应证、禁忌证及手术时机的选择简介如下。应当指出，随着肝移植手术技巧的不断改进、术前术后病人管理水平的提高、以及新的更有效的抗排异药物及抗肝炎病毒药物的出现，肝移植术后病人的生存期会得到进一步改善，因此肝移植的适应证会不断扩大，原来的所谓禁忌证也会逐渐减少。

【适合于肝移植的疾病种类】

1. 急性肝衰竭

　　病毒性肝炎（急性或亚急性重型肝炎）

　　药物性肝损害

　　代谢性疾病（如：肝豆状核变性所致的急性肝衰竭）

　　自身免疫性

　　原因不明

2. 慢性肝病终末期

　　胆汁淤积性肝病

　　　　原发性胆汁性肝硬化（PBC）

　　　　原发性硬化性胆管炎（PSC）

　　　　先天性肝外胆道闭锁

进行性家族性肝内胆汁淤积等

终末期肝硬化

慢性乙型肝炎

慢性丙型肝炎

自身免疫性肝炎

酒精性肝硬化

先天性代谢性疾病

肝豆状核变性

α_1 抗胰蛋白酶缺乏症

血色病

3. 肝脏肿瘤

原发性肝细胞性肝癌（HCC）单个小于 5cm

多个小于 3cm

4. 肝脏血管疾病

布加综合征

肝小静脉阻塞性疾病

5. 其它疾病

多囊肝

胰腺囊性纤维化

【肝移植的禁忌证】

HIV 感染

不可控制的系统性感染

严重心肺功能障碍

肝外恶性肿瘤

门脉系统广泛血栓形成

严重的神经及精神疾病

吸毒及酗酒而未戒除者

【移植的具体指征和手术时机的选择】

1. 急性肝衰竭　对于急性肝衰竭患者，可以选择的窗口期很短：过早地进行肝移植有可能使本来能自然恢复的病人接受不必要的肝移植；过晚则病人有可能已经发生不可逆的严重神经系统损害，或多器官系统功能衰竭，即使进行肝移植患者也预后不良。一般认为，因扑热息痛过量中毒、妊娠期脂肪肝或甲型肝炎病毒所致的急性肝衰竭自然恢复的机会较大，乙型肝炎病毒所致者自然恢复机会中等，而由其他药物中毒所致及原因不明者自然恢复的机会最小。以下是美国肝病学会临床指南中建议的标准：

（1）对于扑热息痛过量中毒者如果其动脉血 pH 小于 7.3 则仅考虑做肝移植；

（2）对于其他成人暴发性肝衰竭患者如果发生 2 期以上脑病，则应考虑肝移植；

（3）对于儿童急性肝衰竭患者，因其预后较差，故均应考虑及早进行肝移植；

（4）对于发生多器官功能不全者，特别是眼前庭反射消失者、及脑灌注压下降而不能被有效控制者，多已发生脑干损害。而需要持续应用升压药来维持血压者，已不能耐受肝移植手术。

2. 对于慢性终末期肝病患者来说，如果估计其 1 年的存活率低于 90％，则应考虑进行肝移植。

（1）肝硬化病人 Child-Turcotte-Pugh score≥7 分者；

（2）出现门脉高压所致消化道出血者；

（3）发生自发性腹膜炎者；

（4）对于慢性肝病严重到何种程度就不适于肝移植尚无一致的意见。一般认为如果 CTP 积分超过 10 分且伴有多器官系统晚期疾病者、需要机械通气支持者，则生存的机会极小。这些患者进行肝移植的手术的风险很高，而且术后的效果也较差。肝肾综合征不是肝移植的禁忌证，但增加手术过程的风险，而且影响术后近期存活率。

3. 原发性肝癌

（1）单个肿瘤，直径<5cm；

（2）大于一个肿瘤，则每个直径应<3cm；

（3）B 超、CT、MRI 显示无血管浸润的征象；

（4）无肝外转移；

（5）无门脉癌栓；

（6）胆管癌术后复发率高，故一般不进行肝移植。

第二十章 关于肝移植术后乙型肝炎病毒再感染的预防

【概述】

原位肝移植已成为治疗多种病因所致急性肝衰竭及终末期肝病的最有效手段。在我国，接受肝移植者的原发病主要为乙型肝炎病毒（HBV）相关性疾病（重型肝炎、乙肝肝硬化终末期）。这些患者血循环中及其它肝外器官中多有 HBV 的存在与复制，同时大剂量抗排异药物的应用严重抑制了机体的免疫系统（尤其是肾上腺皮质激素可直接促进 HBV 的复制），如果不采取有效的预防措施，肝移植术后在 80% 以上的病人新的肝脏会再次被 HBV 感染。

肝移植术后 HBV 再感染率的高低与原发病及术前的 HBV 复制状态有关。一般认为，HBV 所致的暴发性肝衰竭（急性重型肝炎）术后复发率低（16%），而乙肝肝硬化且术前有活动性 HBV 复制者（HBeAg 阳性、HBV DNA 杂交法阳性）复发率最高（83%），有乙肝肝硬化但术前无 HBV 活动性复制者（血清 HBeAg 阴性，HBV DNA 杂交法阴性）复发率居中（58%）。肝移植后发生 HBV 再感染者，经过平均 2 年左右即可形成肝硬化，尤其是一旦发生由于病毒在肝细胞内大量复制所致的纤维淤胆性肝炎（fibrosing cholestatic hepatitis），可于数月内死于肝衰竭。这些病人肝移植术后的 1 年和 5 年存活率分别为 72% 和 51%，均低于因其它疾病（如胆汁瘀积性疾病）而接受肝移植者（分别为 84% 和 74%）。因此，积极而有效地预防肝移植术后乙肝的复发是提高病人的长期存活率的关键。

【乙型肝炎病毒再感染的诊断标准】

乙肝相关性肝病行肝移植术后，乙肝病毒标记物（HBsAg）曾经转阴，后又出现下列任何一项阳性，即可诊断为乙型肝炎病毒再感染：

1. 血清 HBsAg 阳性。
2. 血清 HBV-DNA 阳性。
3. 肝组织 HBcAg 和／或 HBsAg 阳性。
4. 肝组织 HBV-DNA 阳性。

【乙型肝炎复发的诊断标准】

必须符合以下标准才可诊断为肝移植术后乙型肝炎复发。

1. 有以上 HBV 再感染的证据。

2. 肝功能化验异常,并可排除其它原因。

3. 肝活检组织病理学符合病毒性肝炎改变。

【乙肝再感染的预防】

根据国外文献和国内的初步经验,拉米夫定联合小剂量乙肝免疫球蛋白(HBIG)长期应用在目前是非常有效而相对经济的方案。

1. 如有可能,在对乙肝相关性肝病患者在决定进行肝移植后,应于术前至少 2 周开始服用拉米夫定 100mg/d,旨在降低体内的 HBV-DNA 水平。但是,为减少 YMDD 变异的发生,术前用药的时间最好不超过 6 个月。

2. HBIG

(1)在术中(无肝期)给予 HBIG 2000IU 静脉或分几个部位肌肉注射;

(2)术后第 1 到 7 天,每日静脉或肌肉 HBIG 1000IU;然后给 HBIG 1000IU,每周一次,共一个月;以后 400～1000IU,每两周一次至每月一次长期维持。如有可能,可在每次注射前定量测定血清抗 -HBs 水平,通过调整 HBIG 的用量及时间间隔,从而达到以下目标:

a. 术后六个月内抗 -HBs≥500IU/L;

b. 术后六个月至一年抗 -HBs≥200IU/L;

c. 术后一年以上抗 -HBs≥100IU/L。

3. 术后即开始服用拉米夫定 100mg/d,时间暂定为 2 年。

【对于已经发生的 HBV 再感染的治疗】

(1)对于已经发生的 HBV 再感染的治疗,目前只有拉米夫定可用。在大多数病人它可有效抑制病毒的复制,使肝组织学也得到改善。对曾应用拉米夫定而发生 YMDD 变异的患者,可考虑应用阿德弗韦(adefovir)或恩替卡韦(ente-cavir),初步研究发现它们对于耐拉米夫定的 HBV 仍然有很强的抑制作用。

(2)在严密观察确保不排斥反应的情况下,可考虑减少免疫抑制剂的用量、特别是大幅度缩短激素的剂量及疗程,以减少对 HBV DNA 复制的促进作用。

【抗病毒治疗的监测】

1. 为监测抗乙肝病毒治疗效果并及时发现可能出现的对拉米夫定耐药的 YMDD 变异及与 HBIG 有关的 S 基因变异,应每月化验肝功能指标,每 3 个月化验 HBsAg、HBeAg 和 HBV-DNA 定量。

2. 成功预防 HBV 再感染的标准是:HBsAg 阴性,HBV DNA 阴性,抗 -HBs 阳性。

3. 发生 YMDD 变异的征象是:在未停用拉米夫定的情况下 HBV DNA 重新转为阳性或拷贝数升高 2 个对数以上。对于发生 YMDD 变异者,可在取得有关部门许可的情况下试用阿德弗韦或恩替卡韦等新的核苷（酸）类似物治疗。

4. 发生 HBV DNA S 基因变异的征象是：在维持目标抗 -HBs 水平的情况下，HBsAg 重新转为阳性。

5. 因肝移植术后可能导致转氨酶升高的因素很多，除乙肝复发外，外科并发症（如肝动脉狭窄或阻塞）、急性排异、其它病毒感染（如巨细胞病毒）及药物性肝损害等均为可能的原因，故必须全面分析。